„Was bringt den Doktor um sein Brot?
a) Die Gesundheit, b) der Tod.
Drum hält der Arzt, auf daß er lebe,
uns zwischen beiden in der Schwebe."
Eugen Roth[1]

Bewährter und vollständiger

Hausdoktor

Reichhaltige Sammlung bewährter alter und neuer
Hausmittel und Naturheilmittel
gegen fast alle vorkommenden Krankheiten.

Überarbeitete Neuausgabe (1930)

von

Dr. Harutyun Artin Melkonyan

Bewährter und vollständiger

Hausdoktor

Reichhaltige Sammlung bewährter alter und neuer
Hausmittel und Naturheilmittel
gegen fast alle vorkommenden Krankheiten.

Herausgegeben von

Von Dr. G. Müller.

Mit Abbildungen.

Impressum
ISBN: 9798669283131
Bewährter und vollständiger Hausdoktor (1930)
Reichhaltige Sammlung bewährter alter und neuer Hausmittel und Naturheilmittel gegen fast alle vorkommenden Krankheiten.
Autor/Verlag:
Dr. Harutyun Artin Melkonyan
Hatzfeldweg 38 A
48155 Münster
Deutschland
www.harutyun.de
2020

Vorwort

Als Wissenschaftler interessiere ich mich neben den „herkömmlichen" Methoden auch für Methoden und Erkenntnisse, die man neben dem Fokus findet.

Ich habe dieses Buch schriftstellerisch überarbeitet und neu aufgelegt, wie ich es auch schon mit der Auflage von 1900 gemacht habe. Inhaltlich entspricht es weitestgehend dem Original. Ich habe es aufgrund der besseren Lesbarkeit von *Fraktur* in eine moderne Schrift umgeschrieben und an die neue Rechtschreibung angepasst. Manche der Bezeichnungen aus dem Jahr 1930 sind heutzutage nicht geläufig (wie z. B. die Bezeichnung Grad *Réaumur*[2] für die Temperatur); am Ende des Buches finden Sie Erklärungen dazu.

Interessanter Weise wird in dieser Ausgabe in 48 Fällen auf das Hinzuziehen eines Arztes verwiesen. In der Ausgabe von 1900 geschah dies nur in 5 Fällen. Im Anhang habe ich diese Fälle aufgelistet.

Ich möchte auch ausdrücklich darauf hinweisen, dass ernste Erkrankungen unverzüglich einer Ärztin/einem Arzt vorgestellt werden sollen. Jegliche Verzögerung kann schwerwiegende gesundheitliche Konsequenzen nach sich ziehen.

Dr. Harutyun Artin Melkonyan im Juli 2020

Vorrede

(Vom Herausgeber der Ausgabe von 1930)

Die Zeiten ändern sich, und so erfährt auch unser altbewährter, überall verbreiteter Hausdoktor eine gründliche Veränderung. Da in den Hausmitteln ein Heilschatz liegt, so sind in diesem Büchlein in erster Linie unschädliche bewährte Hausmittel angeführt. Das Büchlein soll ein treuer Ratgeber sein. Keineswegs verfolgt es den Zweck, den Arzt zu verdrängen und jemand zu ausschließlicher Selbstbehandlung zu veranlassen. Es muss immer wieder auf das nachdrücklichste darauf hingewiesen werden, in jedem ernsten Fall möglichst sofort ärztliche Hilfe in Anspruch zu nehmen.

Der Herausgeber

Allgemeine Gesundheitsregeln

Infolge des Lebensvorganges bilden sich im Körper sehr viele Schlacken und Unreinigkeiten. Wäre es nicht möglich, diese aus dem Körper zu entfernen, so müsste der Mensch bald sterben, da diese Unreinigkeiten für den Organismus schwere Gifte darstellen. In erster Linie werden diese Gifte ausgeschieden durch den Harn, den Stuhlgang und die Hautausdünstung. Wenn diese Vorgänge nicht richtig vor sich gehen, wird der Mensch krank.

Sorge also für **richtigen Stuhlgang**. Täglich mindestens einmal Stuhlgang ist unbedingte Notwendigkeit. Denn wenn die Unreinigkeiten zu lange im Darm bleiben, faulen sie. Diese Fäulnisstoffe dringen dann ins Blut. Die Selbstvergiftung vom Darm aus ist eine der häufigsten Krankheitsursachen. Gehe daher jeden Morgen zu einer bestimmten Zeit auf den Abort, auch wenn du kein Bedürfnis hast, den Darm zu entleeren. Ein guter Rat für einen regelmäßigen Stuhlgang ist folgender: Morgens beim Aufstehen, mittags eine halbe Stunde nach dem Essen und abends vor dem Schlafengehen trinke langsam ein Glas Wasser, am besten Quellwasser. Das Wasser sei nicht zu kalt und darf nicht auf einmal hastig heruntergetrunken werden, sondern schluckweise. Sehr zweckmäßig zur Stuhlregelung ist auch folgendes: Man weiche abends 3 bis 4 Pflaumen oder Feigen ein, früh morgens esse man sie nüchtern und trinke das Weichwasser dazu.

Auch für die **richtige Harnentleerung** ist zu sorgen. Nichts ist schädlicher für den Körper, als den Harn zu lange zurückzuhalten. Die Blase wird dadurch übermäßig gedehnt und es kann unter Umständen zur Harnstauung kommen. Besonders Frauen sollten sich das merken.

Sorge für gute **Hautausdünstung**. Härte dich durch morgendliche kalte Abwaschungen, durch Fußbäder und Barfußgehen oder, wenn es möglich ist, durch Tautreten vernünftig ab; das stärkt die Haut und belebt die Hauttätigkeit. Eine gute Hauttätigkeit ist aber äußerst notwendig, denn die Haut ist eins der wichtigsten Ausscheidungs- und Entgiftungsorgane. Stockt die Hauttätigkeit, so sind Gesundheit und Leben in Gefahr.

Was die **Kleidung** anbelangt, so darf sie die Haut nicht völlig von der Luft abschließen. Auch darf sie keineswegs eng dem Körper anliegen. Sie muss porös sein. Im Sommer kleide dich in möglichst helle und nicht in dunkle Kleider, da dunkle Stoffe ein starker Wärmespeicher sind. Stets halte aber den Rücken warm, die Brust dagegen möglichst frei.

Gehe möglichst ohne Kopfbedeckung. Alle Abhärtungsversuche sind stets im Sommer zu beginnen. Im Winter muss man damit äußerst vorsichtig sein. Die beste Unterkleidung ist die von Chinagras oder Rohseide.

Die **Betten** soll man möglichst mit Pflanzendaunen füllen. Das Oberbett soll nicht zu dick sein, es muss Luft und Ausdünstung durchlassen, es darf aber auch nicht zu kühl sein. Von unten her sorge stets für ein warmes Bett, da man sich sonst nicht erwärmen kann. Das Bett sei nicht zu weich, sondern ziemlich hart. Das sogenannte Bettmachen gleich nach dem Aufstehen ist äußerst unzweckmäßig, die Betten müssen vor dem Inordnungbringen eine entsprechende Zeit gelüftet werden.

Man schlage das Oberbett zurück und lüfte die ganzen Betten bei geöffnetem Fenster gut aus. Überhaupt müssen die Betten oft geklopft, gesonnt und gelüftet werden. Auch das Zudecken der Betten tagsüber ist falsch, man sollte sie lieber in gut gelüftetem Zimmer tagsüber offen liegen lassen.

Das B e t t soll nicht nahe der Wand stehen, vor allen Dingen nicht in einer Zimmerecke. Am besten ist es, das Bett steht in der Mitte des Zimmers. Auch ist es notwendig, dass viel frische Luft während des Schlafes dem Zimmer zugeführt wird. Daher schlafe stets bei offenem Fenster, jedoch nicht so, dass du dich dabei erkältest.

Sorge stets für gute L u f t und L i c h t . Ohne Licht kein Pflanzengrün, ohne Luft kein Blutrot. Das Licht ist das beste Blutreinigungsmittel, besonders für Seuchen.

Vermeide alle G e m ü t s b e w e g u n g e n . Wenn du morgens aufwachst und dich abends zu Bett legst, so sage dir, dass du dich über den Ärger hinwegsetzen musst.

Vermeide ü b e r m ä ß i g e s E s s e n und T r i n k e n . Das führt zu schweren Krankheiten, da eine übermäßige Ernährung eine schlechte Blutbeschaffenheit schafft, übermäßiges Trinken aber außerordentlich das Herz und die Gefäße in Anspruch nimmt. Meide möglichst Alkohol und Nikotin. Bedenke stets, dass es dir nur nach getaner Arbeit gut schmecken kann.

Sorge auch für richtige Bewegung durch regelmäßige und ausgiebige Muskelarbeit. Außerdem gehe viel spazieren.

Vermeide alle g e s c h l e c h t l i c h e n A u s s c h w e i f u n g e n . Sie sind dem Nervensystem und der Herzkraft überaus schädlich. Viel k ö r p e r l i c h e Bewegung ist sehr gut. R e i z l o s e f l e i s c h a r m e Kost, vor allen Dingen Pflanzenkost und Obst und viel Milch sind hierfür äußerst wirksam.

Die Reinlichkeit ist das beste Gesundheits- und Selbsterhaltungsmittel.

Die Ruhe, abwechselnd mit Arbeit, ist eines der ersten Mittel, um sich das Leben zu verlängern. Daher mache die Nacht nicht zum Tage. Nicht im Bett grübeln und neue Pläne schmieden.

Bedenke, das Leben verlängert man, indem man es durch Unnatürlichkeit nicht verkürzt.

1. **Abführmittel.** Zu vermeiden sind alle stopfenden Arzneien wie Gerbsäure, Opium, auch alle stopfenden Speisen und Getränke, wie z. B. Mehlspeisen, Reis, Kartoffeln. Die Nahrung bestehe vorzugsweise aus saftigen Gemüsen, Salaten, rohem und gekochtem Obst. Das Kleienbrot (Schrotbrot) mit Obst wirkt herrlich auf den Stuhlgang. Morgens beim Aufstehen, mittags eine halbe Stunde nach Tisch und abends vor dem Zubettgehen trinke man langsam ein Glas weiches, nicht kalkhaltiges Wasser.

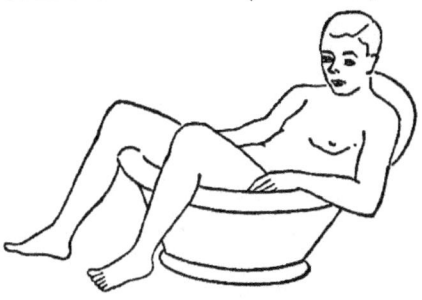

Sitzbad (zu Nummer 1)

Vor dem Zubettgehen ist es gut, gebratene Äpfel zu essen. Bergsteigen, Schwimmen und viel Bewegung sind gute Mittel, um den Stuhlgang anzuregen. Auch ein morgens und abends genommenes, drei Minuten dauerndes kaltes Sitzbad von 16 Grad Reaumur[2] ist wirksam.

Ein gutes Mittel ist das Rizinusöl. Man nehme morgens 1 bis 2 Eßlöffel möglichst nüchtern mit schwarzem Kaffee. Oder man trinke Faulbaumrindentee[3], zu dem 2 Eßlöffel Faulbaumrinde in zwei Tassenköpfen voll Wasser abgekocht werden, man kann auch je nachdem 1 bis 2 Eßlöffel voll

Glauber- oder Bittersalz zusetzen. Oder man lege zerschnittene Sennesblätter[4], so viel drei Finger fassen können, abends in einen Tassenkopf kaltes Wasser und lasse sie über Nacht ausziehen. Am Morgen ist die Brühe zu trinken. Sehr brauchbar ist auch folgendes Mittel:

1 Pfund Backpflaumen, 1 Pfund Feigen, 50 Gramm Sennesspulver[4]. Pflaumen und Feigen werden, nachdem sie abgewaschen sind, eine Nacht hindurch in Wasser geweicht, dann die Pflaumen entkernt; hierauf werden Pflaumen und Feigen durch die Fleischmaschine gedreht. Zu diesem Brei mischt man das Sennespulver, streicht es fingerdick auf ein Kuchenblech und lässt es an der Luft trocknen. Dann schneidet man Würfel von Zuckerstückgröße, dreht diese um, damit die untere Seite auch trocknet. Damit ist das „Abführbrot" fertig. Man nehme ein bis zwei bis drei Würfel auf einmal. Das ist ein gutes Abführmittel.

2. Abreibung. Abreibungen mit kühlem Wasser kann man in Form von Teil- und Ganzabreibungen vornehmen.

Teilabreibungen sind zum Beispiel angezeigt bei längerem Krankenlager, bei Fieber, bei nervösen und schwächlichen Personen.

Solch eine Teilabreibung wird folgendermaßen ausgeführt. Man taucht ein Leinentuch in kühles Wasser (15 Grad Celsius) und wringt es mäßig aus. Dann legt man das Leinentuch um den behandelnden Körperteil z. B. Arm oder Bein. Das Tuch selbst muss auf dem Körperteil glatt anliegen. Nun reibt man in langen Strichen auf dem Tuch (nicht mit dem Tuch) solange, bis das Tuch sich warm anfühlt. Dann wird es entfernt, und nun reibt man das betreffende Glied trocken ab, so hintereinander Brust, Beine, Arme und Rücken. Eine kühle Ganzabreibung soll man nie allein ausführen.

3. Aderlaß. In früheren Zeiten wurde sehr oft zur Ader gelassen. Bei allen möglichen Krankheiten. Das Aderlassen kommt heute nur in ganz bestimmten wenigen Fällen in Anwendung, z. B. bei gewissen Nierenerkrankungen und bei Blutdruckerhöhung. Nie darf man von sich aus zur Ader lassen. Stets muss ein fachkundiger Arzt entscheiden, wenn jemand zur Ader gelassen werden muss, denn nur er allein kann genaue Bestimmungen für den Aderlass treffen.

4. Aderverkalkungstee (Arterienverkalkungstee). Schachtelhalm (Eisenkrauttee), Fliedertee, Huflattich, Süßholzwurzel, Knöterich, Lungenkraut zu gleichen Teilen. Ein Esslöffel auf eine Tasse kochendes Wasser eine Viertelstunde ziehen lassen, durchseihen, dreimal täglich eine Tasse trinken.

5. Aderverletzung (Gefäßverletzung). Verletzt man sich ein Gefäß und blutet es sehr stark, so nimmt man einen gewöhnlichen Schwamm, den man in Guttaperchapapier[5] einhüllt. Vor dem Gebrauche lege man den Schwamm in m gekochtes, aber abgekühltes Wasser und spüle die Wunde mit abgekochtem Wasser, dem man etwas Arnikatinktur zusetzt, aus. Dann drücke man den Guttaperchaschwamm auf die Wunde und befestige ihn durch eine Binde, so dass ein gleichmäßiger Druck auf die Ader ausgeübt wird. Oder man binde möglichst schnell eine nasskalte Kompresse um die Wunde. Dann hole man stets den Arzt.

Oft kommt es vor, dass bei Krampfadern eine Ader platzt. Bei Krampfaderblutungen die meist sehr stark sind, ist die beste und erste Hilfe das Hochlagern des Beines. In fast steiler, senkrechter Lage des Fußes muss der Notverband angelegt werden und zwar mit einem sehr sauberen Tuch. Nie darf oberhalb der blutenden Stelle das Bein abgeschnürt werden, sondern unterhalb. Dann schicke man sofort zum Arzt.

6. Aftervorfall. Der Aftervorfall ist ein der Behandlung sehr wenig zugängliches Leiden. Vor dem After liegt eine nuss- bis faustgroße, hochrote, weiche, mit Schleim überzogene

Wulst. Man unterscheidet den Aftervorfall bei Erwachsenen und den bei Kindern. Bei Erwachsenen kann eine Bandage oft Besserung verschaffen. Beim Kinde wickelt man ein reines Taschentuch um die Finger, taucht es in Öl oder kaltes Wasser und schiebt nun das vorgefallene Darmstück vorsichtig zurück. Dann kommt ein Wattebausch vor die Öffnung. Die Gesäßbacken werden einige Stunden durch Heftpflasterstreifen nahe aneinander gebracht. Für leichten Stuhlgang ist stets Sorge zu tragen. Auch muss man bei Stuhlgang das Pressen möglichst verhüten. Vor angreifenden Abführkuren ist dringend zu warnen.

7. **Alpdrücken.** Das Alpdrücken ist ein sehr unangenehmer Angstzustand während des Schlafens. Die Hauptsache ist, dass man nicht zu spät sein Essen einnimmt und nur leichte Speisen zu sich nimmt. Man esse daher abends nichts weiter als Haferschleimsuppe oder gekochten Reis mit Obst usw. Auch darf man am Abend nichts Aufregendes lesen und sich auch über nichts ärgern. Sehr gut ist auch ein warmes, nicht allzu heißes Bad eine halbe Stunde vor dem Abendessen, in dem man bis zu 20 Minuten bleiben kann. Der von Alpdrücken Heimgesuchte ist sofort aufzudecken.

8. **Ameisenbad.** Ameisenbäder sind gut gegen Rheumatismus und auch gegen abgelaufene Lähmungen. Man nimmt einen Sack und füllt den ganzen Waldameisenhaufen, wie er ist, also mit Erde, Nadeln und Ameisen, in diesen Sack. Dann tue man ihn in einen Kessel, in dem das Wasser bis zum Sieden gebracht wurde. Man erhält auf diese Weise eine sehr heilbringende Ameisenessenz, die man einem warmen Bad gut zugeben kann.

Angina siehe bei Mandelentzündung 117.

9. **Ansteckungsschutz.** 1. Man vermeide seelische und geschlechtliche Aufregungen.

2. Man lebe mäßig und treibe richtige Hautpflege.

Reinlichkeit ist mit eine Hauptsache. Vor dem Essen wasche man die Hände mit einfacher, aber guter Seife, besonders mit Schmierseife, die überhaupt ein gutes, fäulniswidriges Reinigungsmittel darstellt. Die Lebensmittel sind vor dem Gebrauch zu reinigen und mit reinen Händen anzufassen.

3. Auch durch Geldstücke und Briefmarken kann man mitunter angesteckt werden, daher reinige man öfter die Hände, wenn man damit zu tun hat. Nie belecke man den Klebstoff einer Briefmarke.

4. Das Essgeschirr setze man öfters dem Dampf aus, denn dieser ist fäulnisverhindernd, ebenso das Sonnenlicht.

5. Man schwäche seinen Magen nicht, denn ein guter Magen und ein gutes Blut schützen vor Ansteckung.

10. Appetitverlust. Faste und entlaste. Man nehme eine halbe Stunde vor dem Essen etwas gezuckerte (kandierte) Ingwer-, Kalmus- oder Angelikawurzel; auch einige Esslöffel kalter Punsch regen den Appetit an. Oder man nehme zwei Löffel einer Teeabkochung von Tausendgüldenkraut oder Benediktenkraut[6] oder Enzianwurzel (zwei Teile, mit einem Teil Wermut) und zwar kalt. Mache dir Bewegung und treibe täglich Hautpflege durch kalte Bäder und Waschungen

Arterienverkalkungstee siehe Aderverkalkungstee 4.

Asthma siehe Atem, kurzer 11.

11. Atem, kurzer (Asthma). Man stecke die Hände in heißes Wasser, reibe tüchtig die ganze Brust mittels eines rauen Lappens, der in heißes Wasser getaucht ist. Gut ist auch das Reiben der Brust mit heißem Terpentinöl. Man klopfe auch die ganze Brust ab. Wer durch Brustkrampf (Asthma) öfters einen kurzen Atem bekommt, der bereite sich Salpeterpapier: Man kaufe Salpeter, löse ihn in Wasser auf, lege vierfach zusammengefaltete Fließpapierstreifen in die dicke Lösung und trockne sie dann. Beim Gebrauche lege man sie auf ein eisernes Gefäß, zünde sie an und atme den Rauch ein, es hilft sofort. Auch ist es gut, wenn man in einer Tonpfeife Stramoniumblätter[7] raucht, oder einen Tee aus Anissamen und Süßholz recht warm trinkt.

Gute Dienste leisten auch die Asthmazigaretten.

Atem, übelriechender siehe unter Mundgeruch 122.

12. Aufliegen. Ist jemand sehr lange krank, so kann es vorkommen, dass der Betreffende sich aufliegt. Deshalb lasse man den Kranken nicht immer auf dem Rücken liegen, sondern lege ihn öfters auf die Seite. Die Kreuzbeingegend ist stets sehr rein zu halten. Man achte darauf, dass das Betttuch keine Falten hat. Vorteilhaft sind auch Gummikissen oder Gummireifen. Ist der Kranke einmal aufgelegen, so heilt die Wunde nur sehr schlecht. Deshalb muss man alles vermeiden, was das Aufliegen des Kranken hervorruft, denn Vorsorge ist hier besser als Behandlung des aufgelegenen Teiles.

Oder: Man weiche Quittenkerne, die auch in der Apotheke käuflich find, in Wasser ein. Mit der entstehenden schlüpfrigen Sulz reibe man täglich die gefährdeten Hautstellen ein.

Aufstoßen, krampfhaftes siehe Schlucken 145.

13. Augenflimmern. Das Augenflimmern kann ein Zeichen verschiedenster Krankheiten sein. Oft rührt es von einer Augenüberanstrengung her. Es ist deshalb von Nutzen, die Augen gut zu schonen. Warme Fußbäder, Waschungen der Augen mit Kamillentee, Honigwasser oder ähnlichen Dingen und milden Wässern sind anzuraten.

Um die Augen zu schonen, lese man nie im Halbdunklen oder im Zwielicht. Das Licht falle stets von der linken Seite auf die Arbeit. Auch ist es wichtig, das Auge oft ausruhen zu lassen, indem man möglichst auf eine grüne Wiese schaut. Sieh nie unmittelbar in die Sonne, weil dadurch schwere Sehstörungen entstehen können. Bei zu grellem Sonnenlicht im Sommer oder bei Schnee im Winter trage stets eine Schutzbrille. Im Übrigen ist bei jedem Augenleiden ein Arzt zu befragen.

Auge-Gerstenkorn siehe unter Gerstenkorn 66.

14. Augenpflege. Das Auge gehört mit zu den edelsten Organen des Menschen, daher ist es wichtig, schonend mit dem Auge umzugehen, und man merke sich daher einige Regeln.

1. Lies nie im Fahren. Hierbei bewegen sich Auge und Buch dauernd.

2. Trage nie zu enge Kragen. Dadurch kommt es zu Blutstauungen im Kopfe und damit auch in den Augen.

3. Wenn du viel zu lesen oder zu schreiben hast, so bringe das Auge nicht zu nahe an das Buch. Der Abstand soll mindestens 30 Zentimeter betragen.

4. Lies nie im Zwie- oder Dämmerlicht, sondern sorge stets für eine ausreichende Beleuchtung.

5. Sieh nie in grelles Licht, z. B. Sonne oder Schnee. Trage dann, wenn du in grellem Licht arbeitest, eine Schutzbrille.

6. Verspürst du Ermüdung, so ruhe das Auge aus, indem du die Augen schließt oder ins Grüne schaust.

7. Ganz verkehrt ist es, kleine Kinder mit einer weißen Decke im Kinderwagen zuzudecken und sie so in die Sonne zu stellen. Man wähle ein mattes Grün.

8. Finden sich an den Augenwimpern Eiterborken oder sind am Morgen die Augenlider verklebt, so müssen die Eiterborken stets mit gelinden Mitteln, z. B. lauwarmem Wasser aufgeweicht werden. Überhaupt sind die Augenlider stets

rein zu halten. Daneben ist gute und kräftige Ernährung notwendig.

9. Bei jedem ernstlichen Augenleiden ist stets ein Arzt hinzuzuziehen, denn mit dem Auge ist nicht zu spaßen. Augenlicht verloren, viel verloren.

15. Augenverstaubung. Gelangt Staub in die Augen, so öffne man sie mehrmals unter reinem Wasser, wodurch oft der Staub herauskommt. Ist kein Wasser zur Hand, so schließe man beide Augen wie zum Schlaf. Hierdurch wird oft der Staub durch das Tränenwasser fortgeschwemmt. Bei scharfkantigen Fremdkörpern, wie z. B. Eisensplittern, scharfkantigen Steinchen, muss man sofort den Arzt holen, weil die scharfkantigen Fremdkörper im Auge die Hornhaut verletzen, wodurch häufig Erblindung entsteht.

16. Baderegeln im Freien. 1. Wer irgendwelche Beschwerden in der Herzgegend hat, z. B. Stiche, starkes Klopfen und Beklemmungsgefühle, lasse sich vorher gründlich untersuchen.

2. Nie erhitzt ins Wasser springen! Ist man erhitzt und abgearbeitet, so ruhe man sich vorher aus.

3. Nie mit vollem Magen ins Wasser gehen. Hat man also seine Hauptmahlzeit eingenommen, so lasse man zwei bis drei Stunden verstreichen.

4. Vor dem Baden Stirn, Brust und Nacken benetzen.

5. Man bewege sich viel im Wasser und bleibe nicht zu lange darin.

6. Nach dem Baden nicht mit nassem Badeanzug herumlaufen, sondern man trockne sich schnell ab und ruhe sich etwas aus.

7. Vor und nach dem Baden keine alkoholischen Getränke zu sich nehmen.

17. Bandwurm. Es gibt verschiedene Arten des Bandwurmes. Im allgemeinen wird der Bandwurm 2 bis 4 Meter lang und lebt hauptsächlich im Dünndarm, wo er viele Verdauungssäfte des Menschen verbraucht. Das Vorhandensein des Bandwurms ist sehr leicht festzustellen. Im Stuhlgang finden sich oft die platten Glieder des Bandwurmes, manchmal auch ziemlich lange Bandwurmenden. Wenn man eine Bandwurmkur mit Erfolg durchführen will, so ist es wichtig, dass der Kopf des Bandwurms stets mitgeht. Ohne Abgang des Kopfes wächst der Bandwurm stets wieder nach. Eine Bandwurmkur ist immer, namentlich für das Kind, ein eingreifender Vorgang. Nach dem Genuss von Zwiebeln, Meerrettich, rohem Obst, Erdbeeren, Brombeeren und Nüssen gehen meist viele Glieder ab. Kokosnuss und noch mehr Kürbiskerne vertreiben oft den Wurm. Eine Kur von Kürbiskernen ist meist äußerst harmlos und fast gar nicht angreifend. Für Kinder werden ungefähr 60 bis 100 Stück Kürbissamen zerstoßen und mit Zucker versetzt. Bei Erwachsenen braucht man durchschnittlich 150 Kürbiskerne. Man schält sie und zerstampft oder zerdrückt sie ordentlich — das zarte Häutchen wird mitverwendet — und verrührt das Ganze mit Milch zu einem Brei. Dann isst man den ganzen Brei möglichst schnell hintereinander. Nach einer Stunde oder noch etwas später gibt man ein Abführmittel, am besten Rizinusöl. Die Kur muss nüchtern, am besten morgens, vorgenommen werden. Deshalb ist es wichtig, dass man vorher noch ein gutes Klistier macht. Einen Tag vorher genießt man am besten Heringssalat und feingeschnittene Zwiebeln. Bei Stuhlgang setzt sich der Betreffende über einen Kübel leicht dampfenden Wassers. Man darf beim Stuhlgang aber nicht zu sehr pressen, da sonst der Wurm abreißt. Am Tage der Wurmkur ist stets Bettruhe nötig. Der abgegangene Wurm ist genauestens zu prüfen, denn eine Kur hat nur dann Sinn und Zweck, wenn der Kopf des Wurmes selbst mit abgegangen ist.

Beingeschwüre siehe unter Krampfadern 104, 105.

18. Bettnässen. Das Bettnässen ist eine sehr häufige Krankheit der Kinder. Man darf die Kinder nicht schlagen, sondern muss sie mit aller Umsicht, Liebe und Geduld behandeln. Federbetten beeinflussen das Leiden ungünstig. Daher nehme man als Unterbett eine feste Matratze. Das Bett erhöhe man an der Fußseite, indem man Ziegelsteine unter die Füße des Bettes stellt, der Kopf des Kindes liegt dann tiefer, und der Harn kann nicht so nach abwärts drücken. Es empfiehlt sich, den Kindern morgens und abends eine heiße Auflage (etwa von Heublumen) auf die Blasengegend zu legen. Abends gebe man nur Trockenkost, also nichts zu trinken, nur Reis oder Hafermehlbrei zu essen. Das Kochsalz muss möglichst eingeschränkt werden. Regelmäßiges Wecken in der Nacht führt oft zum Ziel, erst zwei bis dreimal stets zur selben Zeit, dann einmal weniger, oft monatelang hintereinander. Erst dann sieht man einen Erfolg.

19. Bienen-, Wespen- und Insektenstiche. Bei Bienen- oder Wespenstichen gilt es vor allem, den etwa steckengebliebenen Stachel wieder zu entfernen, indem man ihn vorsichtig herauszieht, dann drückt man die kleine Wunde kräftig aus, um das Gift wieder herauszubringen. Schmerzlindernd ist die Behandlung mit kaltem .Wasser. Auch das Einreiben mit einer Zwiebel oder Knoblauchsaft ist sehr schmerzlindernd. Gleichfalls gut sind kalte Lehmauflagen, mehrmals je eine Stunde lang. Ferner Umschläge mit essigsaurer Tonerde oder Einreibungen mit Jodsalbe. Im Wald leisten die Blätter der Waldrebe[8] (eine Klematisart) gute Dienste; man zerreibt einige Blätter zwischen Steinen zu einem Brei, den man auflegt. Schmerz und Schwellung vergehen. Bei Mückenstichen hilft oft Betupfen mit Salmiakgeist. Vorsichtige Wanderer führen stets in einem Fläschchen etwas Arnikatinktur mit, die ebenfalls bei Insektenstichen, aber auch bei verschmutzten Wunden angewendet wird. Lässt der Bienenstichschmerz nicht bald nach oder bildet sich in Kürze eine große Geschwulst, so ist sofort der Arzt herbeizurufen, namentlich, wenn es sich um Wespenstiche im Gesicht handelt. (Siehe auch Nummer 98.)

Biss bei Toll- oder Hundswut siehe Hundswut 91.

Blähung siehe bei Kolik 99.

20. Blasen- und Nierentee I. Hauhechelwurzel[9], Angelikawurzel, Waldmeister, Wacholderbeeren gequetscht, Niedertee, Schlehenblüten zu gleichen Teilen gemischt. Ein gestrichener Esslöffel voll auf eine Tasse heißes Wasser gebrüht, dreimal täglich eine Tasse kalt trinken.

21. Blasentee II. Bärentraubenblättertee 100 Gramm. Ein Esslöffel voll auf zwei Tassen Wasser zu einer Tasse Tee einkochen. Dreimal täglich eine Tasse gesüßt lauwarm trinken.

22. Bleichsucht. Die Bleichsucht war früher ein sehr häufiges Leiden, namentlich bei jungen Mädchen. Heutzutage, wo man mehr zu natürlicher Ernährung und zu einer vernünftigen Lebensweise zurückgekehrt ist, gehört sie zu den seltenen Krankheiten. Das Wichtigste ist bei der Bleichsucht viel frische Luft. Man bewege sich viel draußen, mache große Spaziergänge, aber überanstrenge sich nicht. Tiefe Atemübungen sind sehr wichtig. Bei offenem Fenster schlafen. Viel Sonne an den Körper heranbringen. Sonnenlicht und Wärme sind daher Haupttheilkräfte für Bleichsüchtige. Eine Hauptursache der Bleichsucht ist falsche Ernährung. Man genieße viel Obst und grüne Salate und Gemüse, besonders wertvoll ist der eisenreiche Spinat. Radieschen, Kopfsalat, Mohrrüben, Erdbeeren, Kirschen und Äpfel (am besten roh mit der Schale), Orangen und Bananen sind äußerst wertvoll. Auch Wasseranwendungen sind von Vorteil, jedoch hüte man sich dabei vor Übertreibung. Mit Arzneien sei man sehr vorsichtig, denn sie schädigen bloß den Magen und, namentlich die Eisenpräparate, verderben die Zähne.

23. Blitzschlag. Ist jemand vom Blitz getroffen, so besprenge man ihn mit kaltem Wasser und hole sofort den Arzt. Daneben nehme man künstliche Atmung vor.

24. Blutandrang zum Kopf. Blutandrang zum Kopf kann auf verschiedene Art zustandekommen, z. B. durch einen hohen Blutdruck, durch Aufregungen, geistige Überarbeitung und durch Genuss von Alkohol.

Wer an Blutandrang leidet, muss in erster Linie seine Ernährung umstellen. Möglichst wenig Fleisch, dagegen viel Gemüse und Obst. Alkohol, Kaffee und Tabak sind ganz zu vermeiden. Für täglichen leichten Stuhlgang ist zu sorgen.

Von großem Vorteil sind Barfußgehen und kühle Waschungen der Beine.

Vermeide ferner starke seelische Aufregungen, geistige Anstrengungen, schwere körperliche Arbeiten, namentlich in gebückter Stellung.

25. Blutbrechen. Beim Blutbrechen handelt es sich im Gegensatz zum Bluthusten um eine Blutung aus dem Magen. Es handelt sich meist um ein Magengeschwür. Das Blut sieht im allgemeinen schokoladefarbig aus, die erbrochene Menge kann bis zu einem Liter betragen. Man erschrecke nicht gleich den Kranken und beängstige ihn nicht dadurch, denn meist hören die stärksten Blutungen von selbst auf. Sofort ins Bett und sich ganz ruhig verhalten. Völlige Nahrungsenthaltung. Warme Getränke sind zu vermeiden. Eispillen im Munde zergehen lassen. Ein gut kühlendes Getränk ist die Buttermilch oder die Sauermilch, esslöffelweise gegeben. In jedem Falle ist der Arzt zu befragen.

26. Blutgeschwür (Furunkel). Unter Furunkel versteht man stark gerötete schmerzhafte Hautknoten. Mehrere solcher Knoten zusammen heißen Karbunkel. Einen Furunkel darf man nicht so leicht nehmen, namentlich nicht einen Karbunkel. Stets ist der Urin auf Zucker zu untersuchen, denn Zuckerkranke neigen oft zu Furunkeln beziehungsweise Karbunkeln. Wichtig ist auch der Sitz eines solchen Blutgeschwürs. Namentlich der Sitz an der Oberlippe kann gefährlich sein; in diesem Fall möglichst bald den Arzt holen. Ist der Furunkel noch nicht reif, so mache man Umschläge mit Leinsamen, das erweicht. Wenn sich das Blutgeschwür zugespitzt hat, d. h. wenn sich ein gelbes Pünktchen zeigt, so lege man eine Zugsalbe oder Zugpflaster auf. Dadurch bricht der Furunkel leicht auf. Ist er aufgebrochen, so reinige man ihn fleißig mit ausgekochtem, aber natürlich abgekühltem Arnikawasser, so dass auf zehn Teile Wasser ein Teil Arnikatinktur kommt. Als Verband nehme man ein reines Leinentüchlein, dem etwas gereinigte Vaselinsalbe aufgestrichen ist, um ein Ankleben zu vermeiden.
Oft leiden viele Menschen an vielen Furunkeln und man spricht dann von Furunkulose. Hierbei sind (einige Zeit hindurch) rein vegetarische Kost, Sauermilch und Hefekuren zu empfehlen.

27. Blutharnen. Beim Blutharnen sieht der Urin blutig aus. Das Blutharnen kann ein Zeichen sehr schwerer Erkrankung sein. Für das Blutharnen gibt es viele Ursachen, von denen hier nur einige genannt sind: Krebs, Geschwülste und Steine. Bei allem Blutharnen ist folgendes unbedingt zu merken: nie darf man allein behandeln, das schadet stets. Sondern man muss immer und in jedem Falle einen Arzt zu Rate ziehen. Denn nur er allein kann feststellen, woher die Blutung stammt. Bis der Arzt kommt, bringe man auf die Matratze eine wollene Decke, lege darauf ein vierfach zusammengeschlagenes Tuch, das so breit ist, wie der Rücken und die Lenden, und das vom Nacken bis zum Kreuzbein reichen soll. Das Tuch wird in Wasser von 20 Grad Celsius getaucht und auf die wollene Decke gelegt. Der Kranke legt sich darauf und nun wird die Decke über ihn geschlagen. Das kann bestimmt nichts schaden. Vor allen Dingen trinke man sehr wenig und rege sich nicht seelisch auf, sondern warte ruhig das Erscheinen des Arztes ab.

28. Bluthusten. Beim Bluthusten sieht das Blut hellrot aus und ist schaumig. Es stammt aus der Lunge. Manchmal kann es zum Blutsturz kommen. Bei jedem Bluthusten ist der Arzt herbeizuziehen. Bis dahin strenge Bettruhe. Auf die vermutlich kranke Seite einen kalten Umschlag, im Zweifelsfall auf die Brustmitte. Den Kranken nicht ängstigen. Die Atmung sei ruhig, zwanglos und von normaler Tiefe. Ein altes unschädliches, mitunter nützliches Mittel ist ein gehäufter Esslöffel Kochsalz (etwa 20 bis 25 Gramm) auf ein Glas Wasser, langsam schluckweise trinken. Alle 10 Minuten Aufschläge auf die Brust. Erprobt haben sich in manchen Fällen von sehr starkem Blutsturz Bindenwicklungen aller Glieder, nicht allzu straff, etwa von der Mitte von Oberarm und Oberschenkel, dadurch werden die Lungen entlastet. Nach etwa einer halben Stunde werden die Binden allmählich und vorsichtig gelockert, da bei plötzlicher Lockerung der Blutdruck zu stark würde.

Blutreinigung siehe Sonnenbad 153.

29. Blutreinigungstee, abführender. Faulbaumrinde 10 Gramm, Sennesblätter 20 Gramm, gequetschter Fenchel, gequetschter Anis und gequetschter Kümmel je 1 Gramm, alles gut mischen. Einen vollen Esslöffel auf eine Tasse heißes Wasser brühen und eine Viertelstunde ziehen lassen.

Wird abends eine· halbe Stunde vor dem Schlafengehen kalt oder heiß getrunken.

Blutungen aus Wunden siehe Wunden, Blutungen 161.

30. Brand. Unter Brand versteht man ein teilweises Absterben einzelner Gliedteile. Die Ursache solch eines Brandes kann mannigfaltiger Natur sein. In erster Linie ist es die Zuckerkrankheit, dann folgt die Arterienverkalkung. Der abgestorbene Gliedteil sieht meist schwarz aus, ist sehr scharf gegen das gesunde Gewebe hin abgegrenzt. Bevor es aber zu solch einem Brand kommt, treten als Vorboten oft hartnäckige Schmerzen in den betreffenden Gliedern auf. Es ist in jedem Falle von Brand stets ein Arzt hinzuziehen, da nur er in der Lage ist, den Fall genau zu beurteilen. Bis der Arzt kommt, lege man einen trockenen und sauberen Verband an.

31. Brandwunden, Verbrennung. Einen in Öl oder Rahm getauchten oder mit reinem Fett (Schmalz, Butter) bestrichenen sauberen Lappen auflegen. Bestreuen mit Mehl, Stärkemehl und dann luftdicht umwickeln.

Große Blasen an der Seite mit einer ausgeglühten Nadel anstechen. Kaltes Wasser vermehrt den Schmerz, lauwarmes lindert ihn.

Fangen die Kleider Feuer, soll man sich sofort hinwerfen und wälzen, um so die Flammen zu ersticken. Will jemand helfen, sofort Kleider oder Decken auf den Brennenden werfen, ihn einhüllen oder zudecken und wälzen. Die Brandwunden mit Öl, Sahne oder einer lauwarmen Kochsalzlösung (ein gestrichener Esslöffel auf 1 Liter Wasser) übergießen.

Ist die Haut nur gerötet, dann in Öl getauchte Lappen auflegen.

Bräune siehe Diphtherie 39.

32. Bronchialkatarrh. Der Bronchialkatarrh tritt meist mit Beginn der kalten und nassen Jahreszeit auf. Oberster

Grundsatz ist es, sich warm zu kleiden und sich vor Erkältung zu schützen. Vor allem ist auf wasserdichtes Schuhwerk zu achten. Je früher man sich mit Bronchialkatarrh zu Bett legt, umso rascher wird man ihn überwunden haben. Ferner ist das Trinken von heißem Brusttee zu empfehlen, auch Kamillen-, Lindenblüten- oder Fliedertee lindert. Oft genügt schon ein einziges kräftiges Schwitzen, um die Krankheit loszuwerden. Während der Krankheit ist das Rauchen streng zu vermeiden. Bei alten Leuten sowie bei Kindern kann der Verlauf ein sehr gefährlicher werden. Daher gehören diese Fälle unbedingt in die Hand des Arztes.

33. Brüche. Man unterscheidet verschiedene Brüche des Leibes: Leisten-, Bauch- und Nabelbrüche. Man versteht unter einem Bruch das Heraustreten von Eingeweiden in die Bauchwand. Bei Kindern kommen oft Nabelbrüche vor. Man behandelt sie im allgemeinen mit Heftpflasterverbänden, indem man den Bruch hineindrückt und die Hautfalten durch einen Heftpflasterverband aneinander bringt. Bei Erwachsenen ist es üblich, dass der Betreffende ein Bruchband trägt. Oft kommt es jedoch vor. dass die Brüche sich einklemmen und dann nicht mehr zurückgebracht werden können. Tritt ein solcher Fall ein, so lege man sogleich Dampfkompressen auf und schicke zum Arzt und zwar so schnell wie möglich.

Brüche von Knochen siehe Knochenbruch 97.

34. Brustkrampf. Man lege Tücher auf die Brust, die in heißes Wasser mit Zusatz von etwas Weinessig getaucht sind, und bedecke diese mit einem Wolltuch. Man stecke die Hände in heißes Wasser. - Leute, die an Brustkrampf leiden, sollen sich in der Zeit zwischen den Anfällen auch den Rücken und die Brust kalt begießen und mit einem wollenen Tuch recht reiben lassen. Gut wirkt auch während des Anfalles ein Glas schwarzer Kaffee ohne Zucker, recht warm getrunken.

35. Brustsaft. Man löse 70 Gramm Süßholzsaft in einem Viertelliter Fenchel- und einem Viertelliter Kandiszuckerwasser und lasse davon das Kind, wenn es verschleimt ist, mehrmals täglich einen Kaffeelöffel voll nehmen.

Schleimlösend wirken noch heißes Zuckerwasser oder Honigwasser, sehr gut ist auch heiße Milch mit Honig. Der Schleim wird auch aufgelockert durch das Einatmen von Wasserdampf.

Bruststiche siehe bei Quarkpflaster 137.

36. Brusttee und Lungentee. Bei Husten, Heiserkeit und Bronchialkatarrh.

Lungenkraut, Karrageenmoos[10], Gebrauchsanweisung wie bei Aderverkalkung 4.

37. Brustwarzen, wunde. Man wasche die Brustwarzen vorsichtig mit Kamillentee ab und verbinde sie vorsichtig mit einem Läppchen, das mit reiner Vaseline oder mit Lanolin bestrichen ist. Oder man weiche die Blumenblätter der weißen Lilie in Olivenöl ein und mache Umschläge damit. Dabei binde man die Brust hoch. Heilt die wunde Stelle nicht bald ab oder zeigen sich Verschlimmerungen, so befrage man unverzüglich den Arzt.

Darmeinlauf siehe bei Klistierbereitung 96.

38. Darmkatarrh. Eine alte Erfahrung aus der deutschen Volksheilkunde, die auch wissenschaftlich bestätigt ist, schreibt dem Bohnenkraut infolge seiner Gerbstoffhaltigkeit Heilwirkung bei Darmkatarrhen zu. Man wendet das Bohnenkraut entweder als Teeaufguss an oder man presst den Saft aus dem feingewiegten Kraut und nimmt anstatt einer Tasse Tee dreimal täglich einen Teelöffel Bohnenkrautsaft.

39. Diphtherie (Krupp, Bräune). Die Diphtherie ist eine sehr bösartige Krankheit. Sie zeigt sich meist auf den Mandeln. Diese sind mit weißen Pünktchen versehen oder mit dicken weiß-braunen Belägen (Bräune) überzogen. Der Atem ist übelriechend. Greift die Erkrankung mehr auf den Kehlkopf über, so können schwere Erstickungsanfälle auftreten (Krupp). In jedem Fall ist schon bei Diphtherieverdacht der Arzt herbeizurufen.

Zunächst kommt Pinseln mit aus gepresstem Zitronensaft und Gurgeln mit Salbeitee und Zitronen sowie kalte Halswickel zur Anwendung. Man ziehe aber auch schon bei einem Verdacht auf Krupp rechtzeitig einen erfahrenen Arzt zu Rate.

40. Drüsen und Skrofeln. Die Skrofulose besteht in einer krankhaften Beschaffenheit der Säfte und Gewebe, die den Körper widerstandslos macht. Die Kinder haben ein gedunsenes Aussehen, schlaffe Muskeln und oft einen aufgetriebenen Leib. Fast immer ist Schnupfen vorhanden, dazu oft Bronchialkatarrh. Die Gaumenmandeln sind oft angeschwollen. Vorwiegend seitlich vom Halse und am Unterkiefer fühlt man die Lymphdrüsen als harte Knoten. Die Glieder sind gerötet, im Schlafen liegt das Kind mit offenem Mund da. Hauptheilmittel bei der Skrofulose ist die frische Luft, viele Bewegung und das Sonnenbad. Die Ernährung skrofulöser Kinder bestehe vorwiegend aus Gemüsen, Salat, Obst und Honig, Kartoffeln, Milch und Mehlspeisen. Wichtig sind Tomaten, Radieschen, Mohrrüben, Gurken und junge Erbsen, dazu auch Lebertran. Von guter Wirkung ist auch der Tee von Walnussblättern und zwar eine bis zwei kleine Tassen täglich. Im Übrigen wende man sich an den Arzt.

41. Durchfall. Der Durchfall zeichnet sich dadurch aus, dass der Stuhlgang zu häufig auftritt. Man muss dabei zwischen einem plötzlich auftretenden und einem über längere Zeit sich hinziehenden Durchfall, dem sogenannten chronischen Durchfall, unterscheiden.

Es ist falsch, bei einem plötzlich auftretenden Durchfall sofort zu stopfen, sondern man lege sich besser zu Bett. Man esse nichts, trinke nur Pfefferminztee. Auf den Leib lege man warme Tücher oder Dampfkompressen. Das lindert das übliche Leibweh. Die Kost sei leicht und reizlos, man gebe Mehlspeisen und Reis. Stopfend wirken Eichelkaffee und Eichelkakao. Ferner auch ein Gläschen Heidelbeer- oder Rotwein. Lässt der Durchfall aber nicht bald nach, so muss ein Arzt zu Rate gezogen werden, besonders wenn noch Fieber und Benommenheit vorhanden sind.

42. Durst. Man lege Kranken mit ausgetrocknetem Munde ein Orangenscheibchen in denselben.

Gut gegen Durst Fieberkranker ist auch das B r o t w a s s e r (siehe Nummer 55). Man verabreiche das Getränk öfters in kleinen Gaben.

Feldarbeiter sollten zur Erntezeit Buttermilch oder Sauermilch genießen oder auch kalten schwarzen Kaffee. Zu vermeiden ist Bier, namentlich wenn es schal ist, weil es müde macht und oft zu Brechdurchfällen Anlass gibt.

Eingewachsene Nägel siehe Nägel, eingewachsene 125.

43. Elektrischer Unfall. Ist jemand von Starkstrom getroffen, so ist Ausschalten des Stromes erste Bedingung. Ist dies nicht möglich, so darf der Verunglückte keinesfalls angefasst werden, ohne dass die Erdleitung der Hilfsperson unterbrochen ist. Daher stelle man sich im Notfalle auf ein trockenes Holz (Brett, Stuhl usw.) oder Stroh, bewickle die Hände mit Gummistoff, Wachstuch, Öltuch oder versuche den Draht mit trockenen Stöcken von dem Verunglückten zu entfernen. Dabei muss achtgegeben werden, dass niemand von dem zurückfedernden Draht getroffen wird.

44. Englische Krankheit (Rachitis). Wer bei seinen Kindern die stark verbreitete Rachitis nicht aufkommen lassen will, gebe ihnen vor allem Milch, Lebertran, Malz, Butter,

Kohl und Eier. Wichtig ist auch, dass die Kinder viel an die frische Luft und an die Sonne kommen.

Die englische Krankheit zeichnet sich dadurch aus, dass eine krankhafte Weichheit der Knochen besteht. Die Beine verkrümmen sich entweder zu X- oder 0-Beinen, der Brustkorb verbiegt sich in Form einer Hühner- oder einer Trichterbrust. Die englische Krankheit kommt hauptsächlich dort vor, wo die Kinder kein Licht, keine Luft und keine Sonne bekommen. Deshalb ist es bei englischer Krankheit oberster Grundsatz, Licht, Luft und Sonne an den Körper heranzulassen. Frisches Gemüse ist von großem Vorteil, da es sehr vitaminreich ist. Gut sind Bananen, geschabte Äpfel und Möhren. Größere Kinder, die von englischer Krankheit befallen sind, schicke man an die See.

45. Epilepsie oder Fallende Krankheit (Fallsucht). Die Epilepsie heißt auch Fallsucht. Oft stürzt der von Epilepsie Befallene plötzlich um, ist bewusstlos und zuckt am ganzen Körper. Während des Anfalls sei man nicht zu geschäftig. Falls die Zunge nicht eingeklemmt ist, öffne man nicht den Mund, sondern man schaue nur, dass der Betreffende gut gelagert ist. Im Übrigen lasse man den Einfall ruhig austoben. Die Kleider sind weit zu öffnen. Wichtig ist die Vorbeugung. Bromkali und andere chemische Mittel versagen sehr oft. Wichtig ist in erster Linie die Behandlung der Fallsucht durch eine entsprechende Kost. Die Kost sei ganz reizlos. Vor allen Dingen ohne Fleisch und ohne Gewürze. Tee, Kaffee, Wein, Bier, überhaupt Alkohol in jeglicher Form, sind stets zu meiden und zu verbieten. Baldriantee ist oft von großem Nutzen. Kühlende Ernährung mit grünem Gemüse (auch als Suppen), Salat, Honig, Obst, Buttermilch, Sauermilch sind von großem Wert. Vor allen Dingen halte man sich viel im Freien auf. Ferner leite man auch Hitze vom Kopf durch Barfußgehen und durch Kaltwasserbehandlung ab. Epileptiker dürfen keine schwindelerregende Beschäftigung haben. Am besten eignen sie sich noch für gärtnerische und landwirtschaftliche Betriebe.

46. Erbrechen. Das Erbrechen stellt häufig eine Naturheilung dar. Beim Erbrechen der Kinder gebe man nur ganz gelinden harmlosen Tee. Gegen hartnäckiges Erbrechen bei Magengeschwür lasse man alle 10 Minuten ein haselnussgroßes Stück Eis im Munde zergehen. Auch kann Erbrechen vorkommen bei einem verschleppten Magenkatarrh. Hier hilft oft Fasten. Auch Nervöse erbrechen sehr leicht.

Gut gegen Erbrechen ist auch Pfefferminztee.

47. Erfrieren (siehe auch unter Glieder). Erfrorene soll man nicht sofort in einen warmen Raum bringen. Die Kleidungsstücke löse man durch Aufschneiden sehr vorsichtig vom Körper. Man gehe überhaupt sehr behutsam um, da die Glieder leicht brechen. Dann reibe man vorsichtig den Körper mit Schnee. Hat man keinen Schnee zur Hand, dann mit nassen Tüchern. Es ist sofort ein Arzt hinzuzuziehen.

48. Erhitzung. Wenn die Pferde erhitzt sind, lässt man sie erst ruhig stehen, gibt ihnen dann zur Labung Brot, das mit Wasser angefeuchtet ist, und dann, wenn sie etwas ausgeruht sind, Wasser, in dem ein Büschel Heu ist, damit sie nicht so schnell trinken können. Der Mensch soll es ähnlich machen. Er ruhe sich aus und nehme dann etwas angefeuchtetes Brot oder ein Gläschen Zuckerwasser mit etwas Fruchtsaft.

49. Erkältung. Um sich vor Erkältungen zu schützen, ist in erster Linie wichtig, dass man sehr gutes, wasserdichtes Schuhwerk trägt. Die Hauptsache bei einer Erkältung ist sofortiges Schwitzen. Man nehme sofort ein heißes Bad, 10 bis 15 Minuten lang, und schwitze dann eine Stunde nach. Kann man nicht baden, dann trinke man heißen Tee, am besten Flieder- oder Lindenblütentee.

50. Erschöpfung. Die Erschöpfung kann sehr viele Ursachen haben, z. B. anstrengende Tätigkeit, schwere Krankheiten und Unterernährung. In jedem Falle ist vorsichtig Ernährung am Platze. Der Genuss würziger Waldluft ist anzuraten. Frisch gemolkene Milch weidender Kühe, Beerenobst, Wurzelsuppen, weiche Eier oder Kefir ersetzen bei Geschwächten verlorengegangene Kräfte sehr bald wieder.

51. Erschrecken. Wenn jemand vor Schrecken außer sich oder starr ist, so ist ein altes und erprobtes Mittel, das oft geholfen hat, folgendes: Man lasse sogleich Harn.

52. Erschütterung. Lebensgefährlich ist sie bei Sturz und Fall für das Gehirn. Es tritt vollständige Bewusstlosigkeit ein, dazu Erbrechen, unwillkürlicher Abgang von Stuhl und Harn. Ist Atmung vorhanden, so mache man nur kalte Stirn- und Herzaufschläge. Vorsichtig kann man auch eine kühle Ganzabwaschung vornehmen. Wenn die Füße kalt sind, müssen sie durch heiße Fußbäder oder Wärmeflaschen erwärmt werden

53. Erstickung. Bei Erhängten oder Erwürgten ist die schnürende Schlinge sofort zu entfernen oder durchzuschneiden. Der Körper des Erhängten muss beim Durchschneiden der Schlinge gehalten werden, damit er nicht herabfällt. Liegt der Fall noch nicht lange zurück, so ist künstliche Atmung zur Wiederbelebung zu versuchen. Bei Ertrunkenen ist der Mund von Schlamm zu reinigen. Vollkommen unnötig ist der Versuch, das Wasser aus der Luftröhre durch Tieflagerung des Kopfes, Rollen des Körpers, Beklopfen oder dergleichen zu entfernen. Vielmehr leite man sofort die künstliche Atmung ein.

Fallende Krankheit siehe Epilepsie 45.

Fallsucht siehe Epilepsie 45.

54. Fettleibigkeit, Fettmast, Fettsucht. Man unterscheidet Fettsucht und Fettmast. Bei der Fettsucht wird der Mensch auch dick, wenn er sehr wenig isst. Die Fettmast dagegen ist eine Überernährung. Hiergegen kann man sehr viel tun. Vor allen Dingen verschaffe man sich viel Bewegung. Man trinke gar keinen Alkohol und lebe vegetarisch, d. h. vorwiegend von Pflanzenkost und Obst. Auch ist das Einschieben von einem Milchtag und einem Obsttag in der Woche vorteilhaft. Entfettungskuren soll man am besten unter der Aufsicht eines Arztes ausführen.

Fettmast siehe Fettleibigkeit 54.

Fettsucht siehe Fettleibigkeit 54.

55. Fieber. Wenn jemand starkes Fieber hat, so wasche man ihn alle Stunden mit abgeschrecktem Wasser oder man wickle ihn von den Achseln bis zu den Zehen in ein feuchtes Leintuch (Wasser muss schwach lauwarm sein), und schlage eine wollene Decke darüber. Wenn der Wickel warm wird, muss man ihn stets erneuern. Sind die Füße kalt, so bringe man Wärmflaschen an die Beine. Der Fiebernde darf so viel trinken, wie er nur will, doch dürfen die Getränke nicht zu kalt sein. Als Getränk gebe man Zitronenwasser mit Zucker, Himbeer- oder Johannisbeerlimonade oder Apfelsinensaft. Auch das Brotwasser ist ein gutes Getränk. Dieses bereitet man dadurch, dass man alte Semmeln zerschneidet, auf dem Ofen etwas rösten lässt und diese Semmeln mit heißem Wasser auszieht. Bei Fieber hole man den Arzt möglichst bald, um die Ursache festzustellen.

56. Fiebermittel Man nehme 2 Teelöffel voll Weinstein, setze einen halben Liter Wasser zu und koche es eine gute Viertelstunde, dann seiht man es durch eine Leinwand, vermischt es mit etwas Himbeersaft und gibt alle halbe Stunden 2 Esslöffel voll.

Freibad siehe Unter Baderegeln 16.

57. Frostbeulen, nicht aufgebrochene. Bei alten Frostbeulen ist Heißwasserbehandlung das beste: 40 Grad Celsius heiße Hand- oder Fußbäder, einige Minuten lang. Man kann auch eine Abkochung von Heublumen oder das Kochwasser von Kartoffeln oder Sellerie benutzen. Besonders geschätzt ist die Abkochung von Eichenrinde. Gut sind auch Auflagen von geriebener Zwiebel.

Sind die Frostbeulen aufgebrochen, so werden sie mit kalten Kamillenumschlägen behandelt.

Furunkel siehe Blutgeschwür 26.

58. Fußbad. Trockene Fußbäder: Man erhitzt Kleie oder Sand unter beständigem Umrühren in einer eisernen Pfanne, schüttet die Kleie oder den Sand in einen Holzkübel und steckt dann die kalten Füße, Hände oder auch Gichtfüße und Gichthände hinein.

Gut ist auch, die Gichthände und Gichtfüße in einen Sack zu stecken, der mit Birkenlaub gefüllt ist.

Nasse Fußbäder: Man nimmt einen Teil Salz auf 2 Teile Holzasche, bringt es in einen Kübel mit Wasser von 40 Grad Celsius und stellt die Füße so lange in denselben, bis das Wasser kalt wird. Gut bei Kopfschmerzen, die z. B. auf Blutandrang beruhen. Ausgezeichnet ist für den Gesunden das Fußbad von 19 Grad Celsius, abends vor dem Schlafengehen 3 Minuten lang genommen. Danach reibt man die Füße mit einem rauen Lappen recht gut ab.

Wer an Fußschweiß leidet, der koche Gerberlohe oder Eichenrinde auf und setze die Brühe dem Wasser zu. Wichtig hierbei ist aber stets das häufige Wechseln der Fußbekleidung.

59. Füße, geschwollene. Geschwollene Füße können auf verschiedene Art und Weise entstehen. Vielfach sind es ausgedehnte (über große Flächen sich erstreckende) Krampfadern.

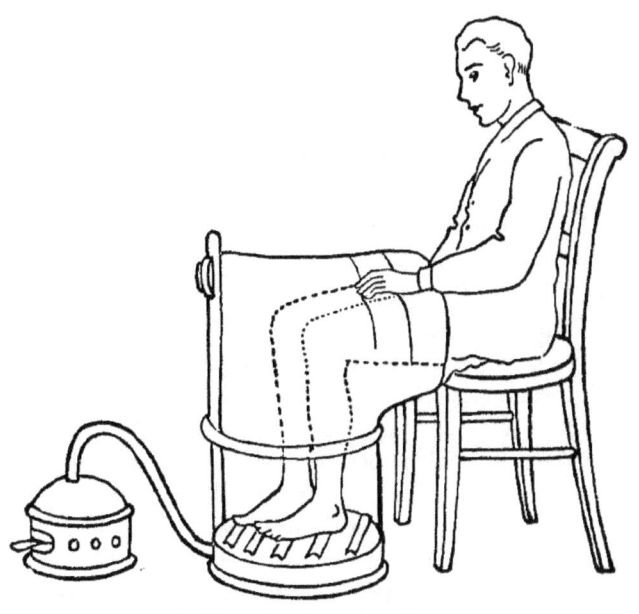

Der Fußdampf (zu Nummer 60)

Durch die Krampfadern kommt es zu Stauungen in den Beinen. Die zweite Ursache der geschwollenen Beine kann vom Herzen her kommen. In allen Fällen von geschwollenen Beinen ist es gut, dass man den Arzt befragt. Das Eigentümliche der Fußschwellungen ist nun, dass am Morgen die Füße normal sind, während die Beine gegen Abend anschwellen. Drückt man auf die Haut solch eines geschwollenen Beines, so bleibt eine Delle (Vertiefung) zurück. Kommt die Schwellung vom Herzen, so müssen die Füße hochgelagert werden. Das Herz bedarf dann der größten Pflege und Ruhe. Vor allen Dingen Flüssigkeitseinschränkung. Im Übrigen verhalte man sich so, wie es bei der Nummer 86 beschrieben ist. Auch lies bei Krampfadern (104, 105) nach.

60. Füße, kalte. Viele Menschen, namentlich in höherem Alter, leiden an kalten Füßen. Es ist bei kalten Füßen hauptsächlich wichtig, warme Wollstrümpfe zu tragen. Auch mache man sehr oft ein warmes Fußbad, wie es umstehende Abbildung zeigt. Das Fußbad darf höchstens 15 Minuten dauern, damit der Dampf gut wirken kann. Danach reibe man die Füße gut ab. Im Sommer laufe man viel barfuß, namentlich in heißem Sand. Dadurch wird der Blutumlauf sehr angeregt.

61. Füße, schmerzende, infolge von Überanstrengung. Man nehme etwas Franzbranntwein und reibe damit die Gelenke gut ein. Wichtig ist vor allem die nötige Ruhe.

62. Füße, übelriechende (Schweißfuß, siehe auch unter Fußbad). Die Füße und die Hände zeichnen sich dadurch aus, dass sie bedeutend mehr Schweißporen besitzen als andere Hautstellen. Während es bei der Hand zu einer guten Verdunstung des Schweißes kommt, ist es bei den Füßen wegen des Schuhwerkes oft nicht der Fall. So kommt es eben zu dem Schweißfuß, der meist sehr übelriechend ist. Man soll den Schweißfuß nie durch chemische Mittel vertreiben, sondern stets auf natürliche Weise. Deshalb ist es wichtig, dass man täglich ein lauwarmes Seifenbad mit nachfolgender kalter Übergießung vornimmt. Auch kann man die Füße oft mit Franzbranntwein abreiben. Die Schuhe müssen weit und luftig sein, im Sommer soll man am besten viel barfuß laufen. In die Schuhe legt man vorteilhaft Strohsohlen oder Papiereinlagen, die den Schweiß aufsaugen. Die Strümpfe dürfen nicht zu eng anliegen und müssen sehr oft gewechselt werden.

63. Gallensteine. Gallensteine sind ein sehr häufiges Leiden, Frauen werden davon viel häufiger befallen als Männer. Ein einfaches Hausmittel ist z. B. der Mohrrübensaft. Die gereinigten Mohrrüben werden zerkleinert und möglichst stark ausgepresst. Von diesem Saft genießt der Kranke zunächst dreimal täglich je einen, später je 2 Esslöffel voll.

Günstige Erfolge bietet auch die R e t t i c h k u r und zwar der Rettichsaft, speziell der Saft von schwarzem Rettich. Der Saft wird jedes Mal frisch bereitet. Man schält den Rettich, reibt ihn und presst ihn durch ein Tuch. Nun beginnt man mit diesem Saft die sogenannte Rettichkur und zwar, indem man anfangs täglich eine halbe Tasse Rettichsaft trinkt, nicht auf einmal, sondern auf den ganzen Tag verteilt. Nach einigen Tagen steigt man bis auf 2 Tassen, die etwa 2 bis 3 Wochen hindurch getrunken werden. Dann geht man allmählich wieder zurück. Dann lässt man einige Tage eine Pause eintreten Und beginnt die Kur wieder von neuem. So etwa zwei Monate lang. Es ist jedem zu raten, der einmal an Gallensteinen gelitten hat, hin und wieder eine derartige Kur zu machen. Beliebt ist auch die Ölkur

Es werden bei der Ö l k u r größere Mengen Olivenöl (100 bis 200 Gramm pro Tag) genossen. Statt Öl kann auch frische gute Butter verwendet werden. Man genießt sie nüchtern (wie auch das Olivenöl) und zwar etwa 20 Gramm. Wichtig ist, dass Kaffee, Tee und Alkohol möglichst gemieden werden. Einschnürende Kleidung darf nicht getragen werden. Gleichfalls sorge man für guten Stuhlgang.

64. Geburt. Bei jeder Geburt ist zumindest eine Hebamme hinzuzuziehen. Diese ist gesetzlich verpflichtet, Störungen während der Geburt sofort dem Arzt zu melden. Niemals wende man sich an einen Laien. Jedoch besorge man sich verschiedene Geburtshilfsmittel rechtzeitig und zwar für die Mutter einen Irrigator mit Mutter- und Klistierrohr, ein Fieberthermometer, 1½ Meter Gummistoff, 500 Gramm Verbandwatte, eine Flasche Lysol oder Lysoform.

F ü r d a s K i n d ein Stück Kinderbadeseife, 2 Stück Kinderbadeschwämme, 1 Dose Kinderpuder, Hautschutzcreme, 1 Meter Gummistoff, Nabelpflaster und Nabelbinden.

Jeder Frau ist anzuraten, dass sie schon möglichst frühzeitig vor ihrer Niederkunft eine Hebamme aufsucht beziehungsweise den Arzt befragt.

Gefäßverletzung siehe Aderverletzung 5.

65. Gelbsucht. Normalerweise wird die Galle in den Darm ausgeschieden und dort verarbeitet. Ist durch irgendeine Erkrankung der Abfluss der Galle in den Darm verhindert, so tritt die Galle ins Blut und in die Haut über. Der Mensch wird gelb. Das Wichtigste zur Bekämpfung der Gelbsucht ist erstens Diät. Fett in jeglicher Form muss vermieden werden. Dafür sind Suppen aus Mehl, Brot, Kartoffeln, Haferschleim, Reis, Grieß und Buttermilch erlaubt. Eine weitere sehr wichtige Maßnahme ist die ausgiebige Reinigung des Darmes durch Klistiere. Den Irrigator kann jeder selbst handhaben. Zu diesem Zwecke hängt man den Irrigator ziemlich hoch auf und führt das Ansatzrohr, das etwas eingefettet beziehungsweise geölt ist, in den After ein, öffnet den Hahn am Rohr, so dass das Wasser in den Mastdarm einlaufe kann. Dieses Klistier ist jeden Abend vorzunehmen, das Wasser soll lauwarm, nicht zu heiß sein. Unangenehme Geschmacksempfindungen werden bekämpft durch häufiges Spülen mit lauwarmem Wasser unter gleichzeitigem Reinigen der Zunge und Zähne. Das Hautjucken mildert man durch Bestreichen mit Zitronenscheiben oder durch lauwarme Waschungen mit Wasser, dem etwas Essig, Zitronensaft oder Zitronensäure hinzugesetzt ist. Auf die Leber dagegen mache man einen warmfeuchten Umschlag. Im Übrigen ziehe man bald einen Arzt zu Hilfe, da die Gelbsucht oft ein Zeichen einer schweren Lebererkrankung sein kann.

66. Gerstenkorn im Auge. Zuweilen wird der Ausführungsgang der kleinen Drüsen in der Nähe des Lidrand verstopft. Dann kommt es zu einer Entzündung, die es ge

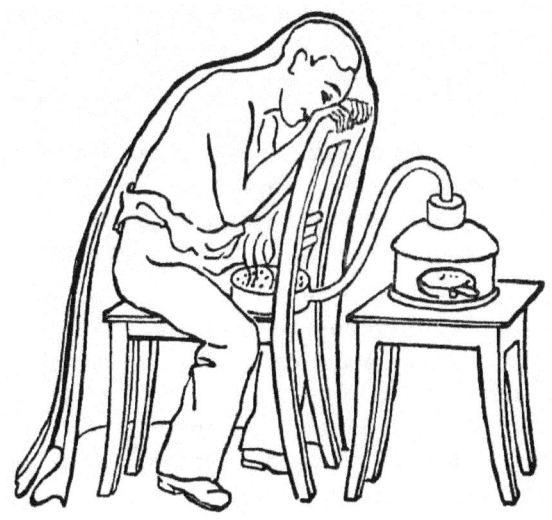

Gesichtsdampfbad (zu Nummer 67)

wissen Bakterien erleichtert, in das entzündete Gewebe einzudringen. Es entwickelt sich ein gelber Eiterpfropf, den man Gerstenkorn nennt.

Man behandelt es mit Kamillenbädern, um das Geschwür zum Aufbruch zu bringen. Gelingt es nicht, auf diese Weise das Geschwür zum Heilen zu bringen, dann muss der Arzt wie beim Furunkel durch einen leichten Schnitt nachhelfen, damit der Eiter nicht nach innen dringt, sondern nach außen abfließt.

Geschwollene Füße siehe unter Füße, geschwollene 59.

Geschwollenes Gesicht siehe unter Gesicht, geschwollenes 67.

Geschwollene Mandeln siehe Mandeln, geschwollene 118.

67. Gesicht, geschwollenes. Ein geschwollenes Gesicht kann durch verschiedene Umstände hervorgerufen werden, z. B. durch Zahnschmerzen oder durch Rheumatismus.

Gut wirkt hierbei das H e u b l u m e n d a m p f b a d . Man brühe Heublumen (d. h. die Samen und Blüten vom Heu) an, halte über dem Kopf ein Tuch und lasse die Dämpfe auf das Gesicht eine halbe Stunde lang einwirken, danach wird mit lauem Wasser abgewaschen. Hierdurch vergehen oft die rheumatischen Schmerzen.

68. Gesicht, unreines. Bei dem sogenannten unreinen Gesicht beherzige das, was in dem Abschnitt Hautunreinigkeiten, Mitesser (83) gesagt ist.

69. Gesundheitskaffee. Man röste Haferkörner mit den Hülsen und bereite sie wie Kaffee zu.

70. Gesundheitsstärkung. Gesundheit gehört mit zu dem größten Lebensglück. Man trachte deshalb danach, sich möglichst frühzeitig abzuhärten, man sorge stets für genügend frische Luft, treibe richtige Hautpflege durch kalte Waschungen, kalte Güsse und Bäder, betrachte das Fleisch als Zukost und beachte mehr die Pflanzennahrung und das Wasser, auch das Obst ist sehr geeignet, sich gesund zu erhalten. Ferner lasse man die nötige Bewegung nicht außer Acht, körperliche und geistige Beschäftigung sollen regelmäßig miteinander abwechseln. Vermeide Ausschweifungen jeder Art und meide vor allen Dingen den Alkohol, schlafe möglichst bei halb offenem Fenster.

71. Gichthände. Man stecke die verkrüppelten Hände in erwärmte Holzwolle oder in erwärmtes Moos oder in heißen Sand.

72. Glieder, erfrorene. Bei erfrorenen Gliedern handelt es sich in erster Linie um Frostbeulen, die namentlich an den Händen auftreten, aber sich auch oft an den Füßen vorfinden. Diese Frostbeulen badet man, wenn sie noch nicht aufgebrochen sind, regelmäßig abends vor dem Schlafengehen in einer Abkochung von Eichenrinde. Von dieser werden 2 Esslöffel voll in einem halben Liter Wasser eine Viertelstunde lang gekocht. Dann wird abgegossen und 1 Esslöffel Alaun

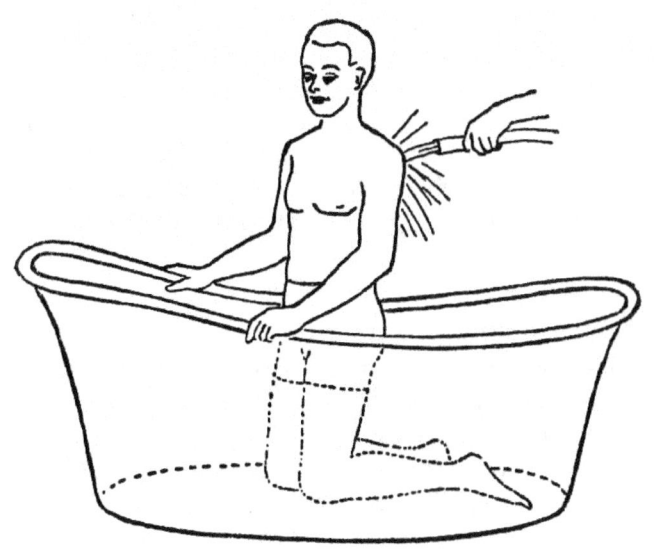

Begießen mit dem Schlauch (zu Nummer 70)

hinzugefügt. Die Abkochung soll bei Gebrauch möglichst heiß sein und kann mehrmals benutzt werden. Nach dem Baden der Frostbeulen empfiehlt sich der Gebrauch einer guten Fettkreme. Im Sommer, wenn die Frostbeulen geschlossen sind, stecke man die Hände in sehr heißen Sand. Das hilft oft.

Aufgebrochene Frostbeulen können mit kalten Kamillenumschlägen behandelt werden. Vor allen Dingen hüte man sich bei Frostbeulen im Winter vor zu häufiger Berührung mit Wasser. Die Frostbeulen erkennt man daran, dass die betroffenen Teile blaurot und geschwollen sind, außerdem stark jucken.

Glieder, gelähmte siehe Lähmung 109.

73. Gliederschmerzen. Wenn die Gliederschmerzen von einem alten Leiden herrühren, so reibe man sie mit Franzbranntwein ein oder man nehme ein warmes Bad oder man reibe sie mit Ameisengeist ein. Lebende Ameisen werden mit dem Haufen genommen, in Weingeist ausgezogen und in gut verschlossenen Gläsern aufbewahrt. Ein ausgezeichnetes Mittel bei Gliederschmerzen ist auch Umbinden eines Katzenfelles, welches längere Zeit getragen werden muss. Wichtig ist, dass die erwähnten Mittel nie angewandt werden dürfen bei Gliederschmerzen, die mit Hitze und Entzündung einhergehen, auch dürfen an den Gliedern keine Eiterungen vorhanden sein.

Goldader siehe Hämorrhoiden 76.

Grimmen siehe bei Kolik 99.

74. Grippe, Influenza. Die Grippe oder Influenza ist eine schon von alters her bekannte Krankheit. Das Krankheitsbild kann überaus verschieden sein. Oft tritt die Grippe mit plötzlichem Schüttelfrost auf, das Fieber steigt rasch an, es findet sich eine große Mattigkeit und Benommenheit, dazu treten oft häufige Rücken- und Gliederschmerzen auf. Nebenbei stellen sich dann trockener Husten und Schmerzen auf der Brust ein. Auch Erbrechen und Leibweh mit Durchfall kommen häufig bei Grippe vor, gleichfalls heftiges Kopfweh und Schlaflosigkeit. Jeder Grippekranke gehört so schnell wie möglich ins Bett. Das Fieber ist besonders zu überwachen. Vorteilhaft ist am Anfang ein gutes Schwitzbad infolge Genuss von warmem Zuckerwasser mit Zitronensaft. Anfangs muss die Ernährung möglichst flüssig und reizlos sein. Kann der Kranke wieder aufstehen, dann ist kräftige Ernährung erforderlich, weil sich sonst oft im Anschluss an eine Grippe eine Lungenkrankheit anschließen kann, beziehungsweise ein Rückfall zu erwarten ist. Bei Grippe ist besonders zu beachten:

1. Bist du erkältet, huste und niese niemanden an, denn damit gefährdest du deinen Nächsten.

2. Schütze dich vor Selbstansteckung, benutze dein Taschentuch möglichst nur einmal.

3. Hast du Fieber, so gehe schnell zu Bett.

4. Wenn du dich hierbei besser fühlst und dein Fieber nicht schlimmer wird, so stehe trotzdem nicht zu früh auf. Zum Schwitzen gebrauche Lindenblüten- oder Fliedertee, schwitze aber nicht länger als eine Stunde, und dann reibe dich gut ab.

75. Halsweh. Man lege einen feuchten Wickel um den Hals und binde darüber ein Flanelltuch, einen Schal oder dergleichen. Der feuchte Wickel muss etwa die Temperatur von 23 bis 28 Grad Celsius haben.

Zum Gurgeln gebrauche man Salbeitee oder auch warmes Salzwasser, im Übrigen siehe bei Mandelentzündung.

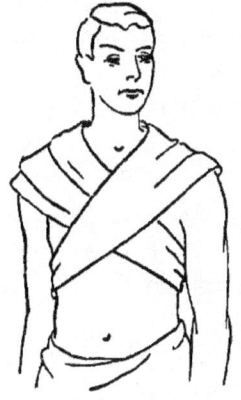

Halswickel
(zu Nummer 75)

76. Hämorrhoiden (Goldader). Dieselben sind durch Blutstockungen entstanden und sackartige Erweiterungen der Darmblutadern die als bläulich gefärbte harte Knoten im Innern des Mastdarms sitzen oder aus demselben heraustreten. Sie verursachen ein oft unerträgliches Jucken und Brennen, erschweren die Darmausleerungen, erregen Verstopfung und rufen dadurch Störungen im Allgemeinbefinden, z. B. Kopfschmerzen, Herzklopfen, hervor.

Wichtig ist viel körperliche Bewegung, Reinigung des Afters mit kühlem oder lauem Wasser unter Anwendung von Watte, die zum Abtrocknen dient.

Stets für leichten Stuhlgang sorgen. Bei schwerer Verstopfung kann vor und nach dem Stuhlgang ab und zu ein kleines Ölklistier (erwärmt) gegeben werden. Nach den Entleerungen soll man kein Papier zur Reinigung benutzen, sondern nur Spülungen oder Waschungen mit einem Wattebausch vornehmen.

Bei Entzündungen kühle Umschläge, z. B. von Kamillentee.

Hände, gichtische siehe Gichthände 71.

77. Hände, raue. Bei rauen oder aufgesprungenen Händen ist es zuerst notwendig, dass die Hände so wenig wie möglich mit Wasser in Berührung kommen. Zum Einreiben der Hände nehme man Glyzerin mit Zitronensaft (50 Gramm Glyzerin und den Saft einer halben Zitrone).

Hände, Warzen siehe Warzen 158.

78. Händezittern. Man halte dreimal täglich den ganzen Arm eine bis zwei Minuten in möglichst kaltes Wasser und reibe dann gut trocken.

79. Harnverhaltung. Harnverhaltung, namentlich in höherem Alter, deutet fast immer auf eine Erkrankung des Geschlechtsapparates hin. Es ist in jedem Falle ein Arzt zu rufen, da sonst bald eine Harnvergiftung des Körpers eintritt. Auf den Leib mache man feuchtwarme Umschläge.

80. Die Hausapotheke. Sie soll enthalten:

Baldriantinktur (dreimal täglich 20 Tropfen zur Beruhigung).

Ätherische Baldriantropfen (dreimal täglich 20 bis 30 Tropfen zur Anregung).

Zusammengesetzte Baldriantropfen bestehen aus Baldriantropfen, Pfefferminztropfen zu gleichen Teilen. Bei Magenverstimmung, Unwohlsein, Kopfschmerz.

Arnikatinktur. Äußerlich bei Verletzungen.

Myrrhentinktur bei Zahnfäule, Schwamm, Kieferkrankheiten, Geruch aus dem Munde. 30 Tropfen auf lauwarmes Wasser zum Mundspülen.

Aloetropfen (abführend). Dreimal täglich 1 Teelöffel voll in einem Glas Zuckerwasser.

Appetitanregende Tropfen, China-Tropfen. Dreimal täglich 20 Tropfen in Zuckerwasser, eine halbe Stunde vor dem Essen zu nehmen.

Essigsaure Tonerde. Äußerlich zu Umschlägen.

Borsalbe, Vaseline zum Einfetten der Haut.

Zinksalbe bei rissiger Haut, vorzüglich heilend.

Jodtinktur bei Wunden aller Art.

Watte und Binden, Heftpflaster.

81. Hautjucken. Hautjucken kann ein Zeichen vieler Krankheiten sein. So kommt es vor z. B. bei Zuckerkrankheit, Nierenleiden und Gelbsucht. Oft findet es sich auch im Alter.

Man tauche einen Schwamm in Weingeist und drücke ihn auf die juckende Stelle. Zu bemerken ist aber, dass keine wunden Stellen vorhanden sein dürfen. Auch Betupfen mit Zitronenscheiben wirkt günstig.

82. Haut, unreine. (Siehe auch unter Gesicht.) Gegen die unangenehmen Pickel, die immer ein Zeichen von Ernährungs- und Stoffwechselstörung sind, wird der Kampf am besten mit Pflanzensäften aufgenommen. Man nimmt von je einer Flasche Birkensaft und einer Flasche Gurkensaft dreimal täglich einen Esslöffel in Wasser, dazwischen in geregelten Zeitabständen einmal wöchentlich Wacholderextrakt.

83. Hautunreinigkeiten, Mitesser. Die Mitesser erscheinen als feine schwarze Punkte. Drückt man auf die Umgebung, so springen sie wie kleine Würmer heraus. Bei Mitessern ist vor allen Dingen auf größte Sauberkeit zu achten. Man sorge stets für einen guten Stuhlgang, da Stuhlverstopfung in vielen Fällen Begleiterscheinung von Mitessern sein kann. Die Mitesser selbst sind möglichst mit einem Mitesserlöffel auszudrücken, die Stellen sind dann mit Alkohol abzutupfen.

84. Heiserkeit und Hüften. Die Heiserkeit darf nie leicht genommen werden. Bei frischer Heiserkeit ist es am besten, wenn man möglichst wenig spricht. Auch das Einatmen von warmem Dampf ist oft sehr gut. Vorzüglich ist es noch, wenn man bei Heiserkeit einen Löffel voll Honig nimmt, der gut mit Eigelb durchgerührt ist.

85. Heißluftbehandlung und Heißluftduschen. Heißluftbehandlung kann man folgendermaßen durchführen: Man baut sich ein Drahtgestell, das etwa der Größe des zu behandelnden kranken Körperteils angepasst sein muss, und schließt dieses Drahtgestell durch wollene Decken luftdicht ab. Nun wird warme Luft mittels eines Rohres (an dessen anderem Ende sich ein Spirituskocher befindet, Vorsicht wegen Brandgefahr!) an den kranken Körperteil herangeleitet.

Heißluftduschen sind wohl nur in Spezialanstalten durchführbar.

86. Herzklopfen. Die Ursache des Herzklopfens kann eine sehr verschiedene sein. Vor allen Dingen vermeide man Nikotin und Alkohol. Außerdem ist die Flüssigkeitszufuhr möglichst einzuschränken. Übergroße Anstrengungen sind zu vermeiden. Auf die Herzgegend lege man eine flache Blechflasche, die mit Eiswasser gefüllt ist, oder einen Eisbeutel. Von beruhigender Wirkung ist der Baldriantee beziehungsweise die Baldriantropfen. Im Übrigen versäume man nicht, bei Herzklopfen möglichst bald einen Arzt zu befragen, da das Herzklopfen oft das Anzeichen für eine schwere Erkrankung des Herzens sein kann.

87. Hitze, innerliche. Man trinke Wasser mit etwas Essig und Zucker vermischt. Kalter chinesischer Tee oder kalter Malzkaffee (Kathreiner[11]) sind oft vorzüglich. Auf Reisen führe man stets einiges Zitronen mit, um so schnell einen kühlen Trank bereiten zu können. Kühlend wirken auch Beerenfrüchte, saure Milch und Buttermilch.

88. Hitzschlag oder Sonnenstich. Der Erkrankte muss sofort an einen kühlen Ort gebracht werden. Der Kopf ist hoch zu lagern. Die Kleider müssen entfernt, die Haut durch Fächeln und Besprihen mit kaltem Wasser abgekühlt werden. Schwindet die Bewusstlosigkeit, so erhält der Kranke kaltes Wasser zum Trinken. Man kann auch ein bis zwei Löffel Wein, später reichlich Zuckerwasser geben. Stockt die Atmung, so ist künstliche Atmung einzuleiten.

89. Honig als lebensverlängerndes Heilmittel. Am besten und empfehlenswertesten sind immer diejenigen Heilmittel, die uns die Natur darbietet. Zu ihnen gehört in hervorragendem Maße der Honig, der nicht nur bei K a t a r r h e n der Luftwege lindernd wirkt, sondern auch fehlenden A p p e t i t a n r e g t, weil er von vorteilhaftem Einfluss auf die Absonderung des Magensaftes ist. Honig ist auch ein unschädliches sicheres S c h l a f m i t t e l; man gibt zu diesem Zweck einen Teelöffel Honig in ein Glas Wasser und trinkt dies beim Zubettgehen. Weiter gilt reiner Bienenhonig als blutverbessernd und daher lebensverlängernd, und tatsächlich erreichen die Imker, die den Honig gewohnheitsmäßig genießen, meist ein sehr hohes Alter.

Hüftweh siehe Ischias 93.

90. Hühneraugen. Unter Hühneraugen versteht man Hornverdickungen an den Zehen, die oft sehr schmerzhaft sein können. Wichtig ist vor allen Dingen, dass man keine engen Schuhe trägt. Mehrere Nächte hindurch binde man ein Läppchen auf die Hühneraugen, das dick mit grüner Seife oder geriebener Zwiebel bestrichen ist, und bade in der Frühe den Fuß längere Zeit heiß. Wenn das Hühnerauge am Fußballen ist, so trage man eine Filzsohle, die an der betreffenden Stelle, wo das Hühnerauge ist, eine Öffnung hat. Auch Korksohlen sind recht gut. Die Hühneraugen kann man auch mittels eines Glasstäbchens öfters mit Eisessig betupfen. Die Umgebung des Hühnerauges muss jedoch gut abgedeckt sein, da sonst die Haut angeätzt wird. Schneide die Hühneraugen nicht zu tief aus, denn es kommt dann leicht zu Blutvergiftung. Wer die angegebenen Mittel richtig gebraucht, hat das Schneiden oft nicht nötig, da sich das Hühnerauge ganz von selbst abstößt.

In den Apotheken sind gut wirkende Hühneraugenpflaster erhältlich.

91. Hundswut. Wird jemand von einem tollgewordenen Tier (Hund oder Katze) gebissen, so muss er sofort den nächsten Arzt hinzuziehen. Bis dahin ist dringend zu raten, reinen Zitronensaft in die Wunde zu träufeln.

92. Husten (siehe auch bei Heiserkeit, Keuchhusten). Herrliche Mittel sind folgende: Gib auf ein Glas heißes Wasser einen Esslöffel voll Honig und 30 Tropfen Zitronensaft, und lasse es öfters heiß trinken.

Nimm Datteln, Feigen, Brustbeeren, getrocknete Weinbeeren, zerschneide und vermenge sie mit blauen Kornblumenblüten.

Ein anderes gutes Mittel ist: Nimm getrocknete Weinbeeren, Johannisbrot, Brustbeeren, Datteln, Feigen, Graupengerste, 30 Gramm von jedem, und setze etwas Malz hinzu. Koche es mit genügend Wasser und trinke es nach Bedarf in kleinen Gaben.

Man koche eine halbe Stunde lang 50 Gramm Zichorienwurzeln, die man recht zerkleinert hat, mit einem Liter Wasser und trinke solches bei Verschleimung der Brustwege. Es löst recht gut auf und ist stärkend.

Für L u n g e n l e i d e n d e ist auch gut: Man koche Malz in Wasser, gebe geröstete Brotrinde, einige Pomeranzenschalen nebst Zucker und etwas Malzwein hinzu, seihe es durch und bewahre es in Flaschen zum Gebrauche auf.

Alle diese Mittel lindern nicht bloß den Husten, sondern sie sind zugleich nährend, was sehr wichtig ist. Das W a c h o l d e r g e s ä t z reinigt die Luftwege nicht bloß von Schleim, sondern es führt auch durch den Harn viele Unreinigkeiten weg. Man bereite es folgendermaßen: Drei Kilo Wacholderbeeren werden zerstoßen und zum Beispiel auf ein Liter Beeren vier Liter Wasser zugesetzt. Das Ganze wird dann in einem Kessel zur Hälfte eingesotten, durch ein dickes Tuch gepresst und der Saft dann wieder im Kessel zur Sirupdicke eingekocht. Man nimmt täglich einige Löffel voll, es reinigt ganz wunderbar. Gegen das S t e c h e n a u f d e r B r u s t (B r u s t s t i c h) legt man das Quarkpflaster (137) auf. Man muss den Fleck nur groß genug nehmen.

Influenza siehe unter Grippe 74.

Insektenstiche siehe Bienenstiche 19.

93. Ischias, Hüftweh. Ischias ist ein schmerzhaftes Leiden, das den Ischiasnerv des Beins befällt. Die Ursache kann eine Erkältung sein. Gute Dienste leisten Dampfstrahlen und Heißluftduschen. Vor allen Dingen muss man das Bein recht warm halten. Auch Heublumenbäder sind von großem Nutzen. Das Bad nimmt man täglich oder jeden zweiten Tag. Die Kost bestehe hauptsächlich aus Obst, Gemüse, Salat, Tomaten, Vollbrot[12], Kartoffel- und Mehlspeisen. Besonders schädlich sind Kaffee und alkoholische Getränke. Gute Dienste leisten Dampfstrahlen und Heißluftduschen und Packungen mit feuchten warmen Tüchern. Diese Tücher lässt man eine halbe Stunde lang liegen, dann reibt man das Bein gut trocken.

Jucken der Haut siehe Hautjucken 81.

Kaffee, Gesundheits- siehe Gesundheitskaffee 69.

Kalte Füße siehe unter Füße, kalte 60.

94. Kälte-Schutzmittel. Man härte sich vernünftig ab und wasche sich täglich morgens den ganzen Körper kühl ab. Bei kalten Füßen trage man gute wollene Socken. Ein vorzügliches Mittel bei kalten Füßen ist auch der Fußdampf. Bei nasskaltem Wetter trage man Schuhe mit Holzsohlen. Gut ist auch, die Füße in eine doppelte Lage von Seidenpapier zu hüllen und Einlegesohlen von Pappdeckel oder Kork zu tragen. Auch die Füße von Zeit zu Zeit in heiße Kleie zu stecken, ist vorteilhaft.

Kalter Trunk siehe Trunk, kalter 155.

Katarrh siehe Bronchialkatarrh 32, Schnupfen 147.

95. Keuchhusten. Der Keuchhusten ist eine übertragbare Krankheit, die besonders Kinder befällt. Er zeichnet sich durch einen ganz besonderen Husten aus, der in krampfartigen Anfällen besteht, die minutenlang dauern und oft mit Erbrechen enden. Dabei kommt es zu einem beängstigenden Erstickungszustand, der sich durch ein lautes pfeifendes oder keuchendes Geräusch zu erkennen gibt. Die Einatmung ist erschwert. Die Einfälle können in ganz verschiedener Häufigkeit auftreten. Keuchhustenkranke sollen von Gesunden, besonders aber von Kindern ferngehalten werden. Die Leib- und Bettwäsche sowie die Taschentücher eines Keuchhustenkranken sind in einem Beutel zu sammeln und vor dem Waschen in diesem Beutel eine halbe Stunde lang zu kochen. Der Kranke muss sein besonderes Ess- und Trinkgeschirr haben, das gesondert von dem übrigen Gerät und Geschirr der Familie gereinigt werden muss.

96. Klistierbereitung (Darmeinlauf), Knoblauchklistier. Klistiere werden hauptsächlich aus zwei Gründen ausgeführt: 1. gegen Stuhlverstopfung; 2. gegen Madenwürmer.

Bei hartnäckiger Verstopfung macht man Klistiere mit Leinöl und halblauem Wasser unter Zusatz von etwas Salz.

Gegen Madenwürmer sind Klistiere von in Milch gekochtem zerkleinertem Knoblauch ausgezeichnet.

Für Erwachsene braucht man eine Spülkanne (Irrigator), an der sich ein langer Gummischlauch befindet. Dieser endet mit einer Kanüle. Nun ist es sehr wichtig, die Kanüle, die vorher eingefettet ist, langsam in den Darm einzuführen. Keine Gewalt, kein Stoßen und Schieben, sonst entstehen Darmverletzungen. Ganz langsam und allmählich dann das Wasser einlaufen lassen, nicht zu schnell, weil sonst Stuhldrang entsteht. Bei den lösenden Einläufen das Wasser möglichst lange im Darm zurückhalten.

Knoblauchklistier siehe bei Klistierbereitung 96.

97. Knochenbruch. Bei Knochenbrüchen muss man vor allen Dingen die verletzten Teile ruhig lagern und möglichst bald den Arzt holen.

98. Kochsalz als Heilmittel. Ein besonders gutes Heilmittel kann unter Umständen das Kochsalz sein. Es kann z. B. bei Blutbrechen helfen. Man löst zu diesem Zweck einen Löffel voll Kochsalz in Wasser auf und lässt es trinken. Als Gurgelwasser bei Halsentzündungen leistet es oft vorzügliche Dienste. Man löst zu diesem Zwecke einen Kaffeelöffel voll in einem Viertelliter Wasser. Auch bei Bienen- oder Insektenstichen sind Kochsalzwasserumschläge oft von gutem Nutzen.

99. Kolik, Grimmen, Blähung. Leibschmerzen können die verschiedensten Ursachen haben. Im Notfalle kann man sich durch Auflegen warmer Dampfkompressen helfen, wodurch oft eine Linderung der Schmerzen eintritt. Man muss jedoch bei jedem Bauchgrimmen unterscheiden, ob es sich

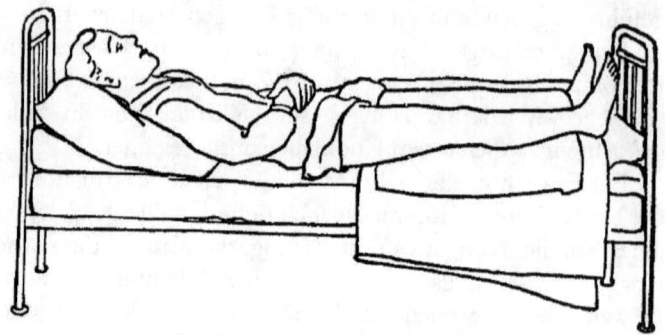

Der Beinwickel (zu Nummer 101)
Man benützt ihn auch statt des feuchten Sockenwickels.

um einen einfachen Darmkatarrh oder um eine Bauchfellentzündung handelt. Lässt der Bauchschmerz nicht bald nach und besteht Fieber, so ist dies ein Zustand, der auf eine Entzündung hindeutet, und man ziehe möglichst schnell einen Arzt zu Rate.

Kopfläuse siehe Läuse 110.

100. Kopfreißen. Bei Kopfreißen ist die Kopfhaut sehr empfindlich. Man reibe sie mit verdünntem Franzbranntwein ein. Vorzüglich sind auch heiße Kopfbäder.

101. Kopfschmerz (siehe auch Migräne). 1. Bei Blutüberfüllung, wobei der Kopf sehr heiß und rot ist, lege man einen ableitenden Beinwickel an (siehe Abbildung). Der Stuhlgang muss regelmäßig sein. Auch vermeide man alle hitzigen Speisen und Getränke, wie z. B. Fleisch, Tee, Kaffee, Alkohol und Nikotin. Man esse mehr grüne Gemüse und Obst. Barfußgehen im Taugras oder Schnee (natürlich nichts übertreiben) oder Stehen in einem fließenden Bächlein sind herrliche ableitende Mittel.

2. Auch Gehirnblutleere kann Kopfschmerzen hervorrufen Hier hilft oft schnelles Einreiben der Schläfen mit gutem

Weinessig oder Kölnisch Wasser. Ferner Massage des Kopfes.

3. Bei Haarweh oder rheumatischem Kopfweh, wobei die Kopfhaut recht empfindlich ist, reibt man die Haut mit Franzbranntwein ein. Auch trockenwarme Einpackungen sind oft sehr gut. Siehe auch Kopfreißen (100).

4. Ein einfaches Mittel gegen Migräne wird neuerdings mit Erfolg gegen dieses lästige Leiden angewendet. Es handelt sich darum, die saure Reaktion des Harnes in eine alkalische zu verwandeln durch täglich dreimaliges Einnehmen einer Messerspitze doppeltkohlensauren Natrons. Die Anfälle verschwinden daraus oder werden doch wesentlich gebessert.

102. Kopfschmerzen, nervöse. Die Kranken sind außergewöhnlich reizbar und heftig. Das Aussehen ist eher blass als rot. Als augenblickliche Linderung ist völlige Ruhe des Geistes und des Körpers zu empfehlen. Kalte Abreibungen am Morgen wirken erfrischend. Auch sind kalte Umschläge auf die schmerzenden Stellen wohltuend. Fühlt sich der Kranke schwach, so wird ihm ein Glas Wein, in jedem Falle aber eine Tasse kalter Baldriantee oder einige ätherische Baldriantropfen (an Zucker geträufelt) zuträglich sein.

103. Kraftsuppe. Für geschwächte Kranke zerwiege[13] ein Huhn, koche es mit Milch aus, setze etwas Rahm, das Gelbe von mehreren Eiern zu und bringe die Suppe dem Leidenden.

104. Krampfadern und Beingeschwüre. Bei den Krampfadern der Beine handelt es sich um Blutstauungen in den Hauptvenen der Beine. Durch diese Stauungen kommt es zur Ausweitung der Blutgefäße. An den Beinen treten diese erweiterten Venen als dicke blaurote Strähnen hervor. Die Krampfadern sind ein sehr verbreitetes Leiden und für den Träger nicht immer harmlos. Es kann zu Entzündungen kommen. Die Krampfadern können auch platzen und endlich sind sie in vielen Fällen die Ursache des Beingeschwürs.

Bereiten die Krampfadern Beschwerden (z. B. durch Anschwellen der Beine) oder treten sie sehr stark hervor (wodurch unter Umständen eine plötzliche Blutung durch Zerreißen eintreten kann, siehe unter Nummer 105), so muss man eine elastische Binde tragen. Das Bein wird morgens im Liegen von unten nach oben gewickelt, möglichst fest und sorgfältig, damit keine Falten entstehen. Man vermeide möglichst den in vielen Kreisen beliebten Gummistrumpf. Er ist nicht porös, die Haut kann nicht ausdünsten und entzündet sich unter dem Gummistrumpf.

105. Krampfadern, geplatzte. Häufig platzen die Krampfadern, und es tritt eine ziemlich starke Blutung ein. Die Krampfaderblutung stillt man auf folgende Weise: Das blutende Bein muss sofort hochgelagert werden. Strumpfbänder usw. müssen entfernt werden. Mit Hilfe eines festangelegten sauberen Verbandes drückt man auf die Wunde. Ist der Arzt nicht bald zur Stelle — denn bei derartigen Blutungen muss man möglichst sofort den Arzt holen —, und geht die Blutung weiter, so umschnürt man das Bein zwischen der Wunde und den Zehen.

Krampfhaftes Aufstoßen siehe Schlucken 145.

Krankenkost siehe Kraftsuppe 103, Lungenkrankheit 112, Lungenschwindsucht 113.

106. Das Krankenzimmer. Wenn möglich, soll das Krankenzimmer ziemlich ruhig gelegen sein. Es ist ständig für eine gute Lüftung zu sorgen. Frische Luft regt die Atmung an. Die Lufterneuerung kann auch dadurch erfolgen, dass man die Fenster täglich auf bestimmte Zeit öffnet. Nur muss man sich davor hüten, dass der Kranke von scharfem Zuge getroffen wird. Üble Gerüche, die im Krankenzimmer durch

Stuhlentleerung, Schweiß, krankhafte Absonderungen entstehen, dürfen niemals durch Räucherungen verdeckt werden, denn diese bedeuten nur eine weitere Luftverschlechterung und eine Belästigung für den Kranken. Die Temperatur des Krankenzimmers soll durchschnittlich 18 Grad Celsius betragen. Vor Öfen, die eine zu starke Wärme ausstrahlen, stelle man einen Ofenschirm. Der Fußboden des Krankenzimmers ist möglichst jeden Morgen feucht aufzuwischen. Während man am Kranken tätig ist, ist das Fenster stets geschlossen zu halten. Nach Möglichkeit ist vom Kranken äußerer Lärm abzuhalten.

107. Krätze. Die Ursache der Krätze sind winzige Milben, die sich in die Haut eingraben. In der Bettwärme verlassen sie ihre Gänge und kriechen umher. Dadurch entsteht ein fürchterliches Hautjucken. Beim Kratzen werden nun diese Milben auf andere Teile des Körpers übertragen. Man löse etwas Schmierseife in Wasser auf und füge es einem Vollbad von 40 bis 44 Grad Celsius bei, in dem man etwa 10 Minuten bleibt. Dann lasse man sich in eine warme wollene Decke eine halbe Stunde lang einwickeln, so dass die Haut recht rot wird. Hierauf reibt man jede Körperstelle mit Schwefelsalbe ein. Die Kur selbst ist am Abend vorzunehmen. Am nächsten Morgen nimmt man ein Reinigungsbad. Sind noch juckende Stellen vorhanden, so ist am folgenden Tage die Kur zu wiederholen. Die Hautausschläge bei Krätze behandelt man mit Lanolinsalbe.

108. Kreuzotterbiss, Schlangenbiss. Die einzige Giftschlange in Deutschland ist die Kreuzotter. Charakteristisch ist der kurze, breite, dreieckige, nach hinten scharf abgesetzte Kopf. Ohne weiteres greift sie den Menschen nicht an. Nur bei Störung ihrer Ruhe oder Eingriff von Seiten des Menschen wehrt sie sich durch Giftbiss. Als Schutz gegen Kreuzotterbiss ist zu empfehlen in Gegenden, wo die Kreuzotter vorkommt, nicht barfuß zu gehen, hohe Schuhe zu tragen und sich beim Lagern im Freien zu vergewissern, ob keine Ottern in der Nähe sind. Bei Bissverletzungen kann man die Wunde aussaugen. Abschnürung des gebissenen Teils oder Gliedes ist sehr zweckmäßig, doch ist von Zeit zu Zeit die Binde zu lösen. Durch dieses unterbrochene Abbinden wird die Vergiftung gefahrloser, weil man nur nach und nach das Gift in den Körper lässt. Das verletzte Glied ist hochzulagern und mit Umschlägen zu versehen. Im Notfalle mit kühlem Wasser. Danach ist der Kranke möglichst rasch der ärztlichen Behandlung zuzuführen.

Krupp siehe Diphtherie 39.

109. Lähmung. Die gelähmten Glieder grabe man in Sand ein, der vorher stark erhitzt ist. Auch reibe man täglich die gelähmten Glieder mit Ameisengeist ein. Gut sind auch·Dampfkompressen, die etwa eine halbe Stunde um die gelähmten Glieder bleiben. Man ziehe so rasch als möglich einen Arzt zu Rate.

110. Läuse. K o p f l ä u s e: Die Abtötung der Kopfläuse und ihrer Eier (Nisse) geschieht dadurch, dass man die behaarte Kopfhaut wiederholt mit Petroleum einreibt. Man sei aber sehr vorsichtig wegen der Feuersgefahr. Oder man nimmt Sabadillessig[14]. Dieser darf aber nicht bei Wunden verwendet werden. Man feuchtet mit diesen Mitteln die Haare gut an und verdeckt sie einige Tage mit der Badekappe oder einem Verband. Erproben kann man auch folgende Anwendung: Man wasche den Kopf mit Wasser, in dem zerdrückter Petersiliensamen gekocht wurde. Dann reibe man mit Anisöl ein.

Lebensverlängerung siehe Honig 89.

Leibschmerzen siehe Kolik 99.

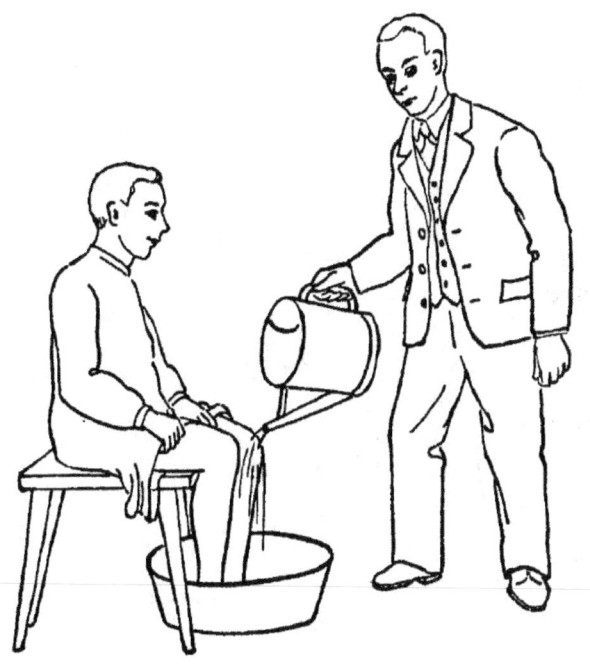

Der Knieguss mit der Gießkanne bei Lähmungen
(zu Nummer 109)

111. Lungenentzündung. Die Lungenentzündung ist stets eine ernst zu nehmende Krankheit. Man befrage deshalb möglichst bald einen Arzt. Vorher sei man aber nicht zu geschäftig und nicht zu ängstlich. Gegen die heftigen Stiche wirken zwei Mittel sehr gut.

1. Der Brustwickel und 2. Auflagen von Quark.

B r u s t w i c k e l . Bei schwächlichen Leuten mehr lauwarme, bei kräftigen mehr kalte Wickel. Man wringt ein Handtuch aus und legt es um die Brust, darum ein trockenes Tuch. Diesen Umschlag lässt man 2 bis 3 Stunden liegen.

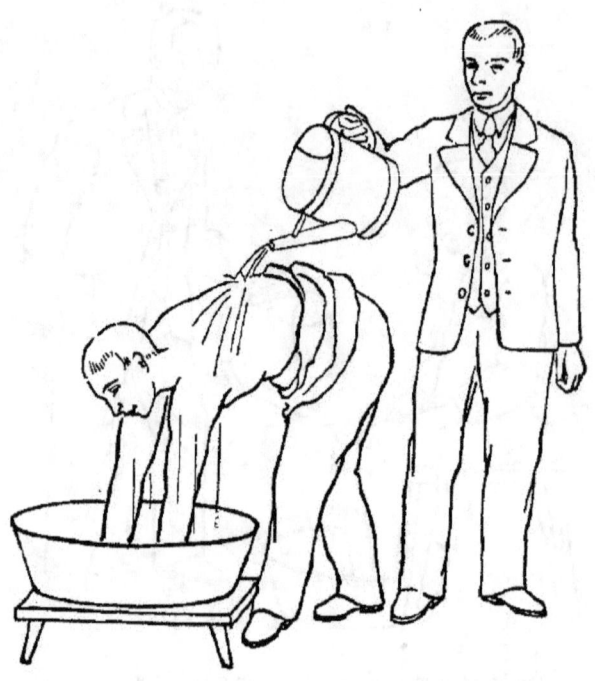

Oberguss, mit der Kanne gegeben (zu Nummer 112)

Auflagen von Quarkkäse. Man rührt den Topfen (Quark) zu einem dicken Brei an. Dann wird er auf ein dickes Leintuch dick aufgestrichen und direkt auf die Haut gebracht. Dieser Aufschlag oder Wickel bleibt 1 bis 2 Stunden liegen und kann bei hohem Fieber zwei- bis dreimal täglich gemacht werden. — Nachts sämtliche Wickel fort.

112. Lungenkrankheit (siehe auch bei Nummer 92). Kost für Lungenleidende: Milch mit Maismehl; als besonders wirksam wird in neuester Zeit die Schafmilch empfohlen, Ziegenmilch mit Honig oder Malzextrakt, Eichelkakao, Rahm mit Zucker und Ei geschlagen, Malzwein. Täglich 200 Gramm gebratenes Fleisch von Geflügel, gesulzte Kälberfüße, Austern, Huhn mit Reis, gelbe Rüben, Zuckererbsen, Kartoffelmus, Spinat, Rosenkohl, Kastanien[15], Datteln, Feigen und Beerenobst.

Bei N a c h t s c h w e i ß e n lasse man abends kalten Salbeitee mit Rotwein trinken. (Siehe auch Nummer 124.)

G e s u n d h e i t s p f l e g e : Täglich morgens den ganzen Körper abwaschen mit abgeschrecktem Wasser von 23 Grad Celsius; wenn der Schleim stockt und keine Neigung zu Blutung vorhanden ist, lasse man sich auch den Oberkörper und die Brust mit Wasser von 23 Grad Celsius begießen. Lungenkranke sollen in ihrem Wohnzimmer Gefäße mit kochendem Wasser aufstellen, in denen einige Tropfen Pfefferminztee gelöst sind; solches reinigt die Luft sehr gut.

113. Lungenschwindsucht. Die Lungenschwindsucht wird am besten verhütet, wenn man die Kinder gut abhärtet.

Vor allen Dingen viel frische Luft. Daneben viel ruhen. Freiluftkur ist sehr wichtig. Sie wirkt abhärtend und nervenerfrischend. Atme tief in frischer Luft mit geschlossenem Mund durch die Nase.

Iss viel Gemüse. Die Gemüse sollen nicht abgebrüht, sondern nur gedämpft werden. Verwende vorwiegend frisches Gemüse. In Frage kommen: Tomaten, rohe Rüben, Steckrüben, Schwarzwurzeln, Kartoffeln, Kohlrabi, Lauch, rote Rüben, Runkelrüben, Spargel, Blumenkohl, Rot- und Weißkraut, Sauerkraut, Wirsing, Kresse, Endivien, Feld- und Kopfsalat, Rhabarber, Sauerampfer, Erbsen, Bohnen, Pilze, Gurken, Kürbisse, Melonen, Mohrrüben. Wenig Salz, dafür Majoran, Dillkraut, Zwiebeln, Pfefferminzkraut, Lorbeerblätter, Schnittlauch, Kümmel, Zitronen, Petersilie, Sellerie, Knoblauch, Meerrettich, Radieschen, Suppenkräuter.

Lungentee: Mischung von 75 Gramm Zinnkraut, 150 Gramm Vogelknöterich und 50 Gramm Hohlzahn[16]. Dreimal

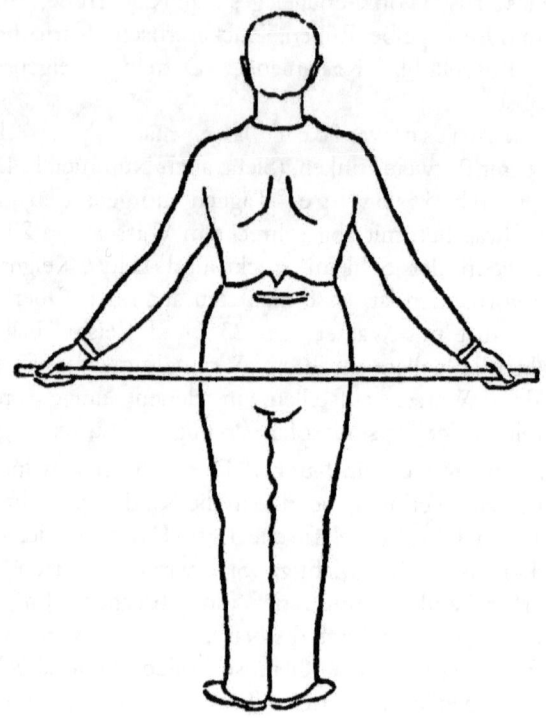

Stabüberhebung als Tiefatmung (zu Nummer 113)

täglich werden anderthalb Esslöffel Tee mit 2 Tassen Wasser angesetzt und auf die Hälfte eingekocht. Die Ackerbohnen- oder Saubohnenhülsen, abgekocht gegeben, sind ebenso wie der Gurkensaft bekannte Mittel bei allen Lungenleiden.

Zur Milderung des Hustens ist folgendes Mittel gut: Man trinke täglich eine Tasse Tee aus Anis- oder Fenchelsamen mit Süßholz oder Honig.

Gegen übermäßige Schweißbildung ist Salbeitee gut.

Behandlung der Nachtschweiße: Gut sind Abwaschungen der ganzen Körperfläche mit essig- oder zitronensaurem Wasser oder Franzbranntwein.

Lungenschwindsüchtige sollen sich auch täglich zweimal die Brust mit Wasser von 20 bis 23 Grad Celsius waschen, und wenn keine Neigung zu Blutung besteht, sich auch den Rücken und die Brust mit Wasser von 20 bis 23 Grad Celsius begießen lassen. Danach sorge man aber, dass man sich im Bett wieder genügend erwärmt. Allmähliche vernünftige Abhärtung mit Barfußgehen, Wasserstehen, kalten Fußbädern mit darauffolgenden Abreibungen sind sehr zweckmäßig, aber man mache sich danach Bewegung oder man lege sich ins Bett. Vor allen Dingen nicht übertreiben und viel ruhen.

Lungentee siehe bei Brusttee 36 und Lungenschwindsucht 113.

114. Magenkrampf. Ein gutes Mittel ist ein Löffelchen Rum mit einigem Anisöl, oder man übergießt 5 bis 6 Gramm zerkleinertes Pfefferminzkraut (zu Nummer 114) mit zwei Tassen kochendem Wasser, lässt das Ganze eine halbe Stunde auf dem Ofen stehen und trinkt dann den Tee lauwarm.

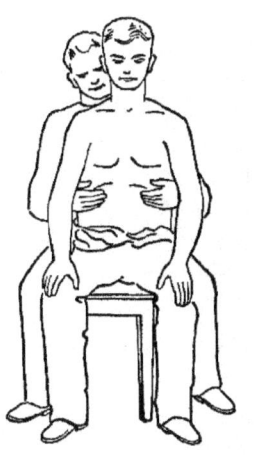

Handgriff bei Magenkrampf (zu Nummer 114)

Auf die Magengegend lege man heiße, nasse Umschläge.

Magennerven, Kräftigung siehe Magentee 115.

Magensäure siehe unter Sodbrennen 151.

Magen, schwacher siehe Quarkpflaster 137

115. Magentee. Zu nehmen bei Verdauungsstörungen und zur Kräftigung der Magennerven.

Enzian, Kalmuswurzel, Kümmelkörner, Wermut zu gleichen Teilen. Einen Esslöffel voll auf eine Tasse heißes Wasser aufgebrüht, kalt täglich dreimal trinken.

116. Magerkeit. Viel schlafen, fette Hühnerbrühe mit Eidotter genießen, ebenso Datteln, Mandeln, Feigen.

Zum Frühstück nehme man Milchrahm, mit weichen Eiern geschlagen, mit Zucker versüßt und gekocht. Auch Nudeln, in Milch mit Zucker recht verkocht, mästen stark. Man esse auch fleißig geröstetes Brot mit Butter.

117. Mandelentzündung (Angina). Die gewöhnlich nicht länger als eine Woche dauernde Erkrankung wird vor allem durch Aufenthalt in gleichmäßiger Zimmerwärme behoben. Um den Hals lege man einen Halswickel. Dazu gurgle man mit Zitronenwasser oder Kamillentee. Man übertreibe aber dabei nicht. Zur Nacht tut ein trockener wollener Strumpf sehr gute Dienste, den man um den Hals wickelt. In schweren Fällen befrage man den Arzt, vor allen Dingen, wenn man Verdacht auf Diphtherie schöpft.

118. Mandeln, geschwollene. Die Mandeln sind zwei am Racheneingang liegende Gebilde, die von verschiedener Größe sein können. Schon bei leichten Erkältungen können sie sehr schnell anschwellen.

119. Mattigkeit. Sehr kräftigend wirkt es, wenn man täglich morgens den ganzen Körper mit kaltem Wasser abreibt, dem etwas Weinessig zugesetzt ist. Im Übrigen sorge man für gute kräftige Nahrung. Siehe auch den Abschnitt über Gesundheitsstärkung.

120. Migräne (siehe auch Kopfschmerz). Unter Migräne versteht man anfallartiges Auftreten von Kopfschmerzen. Mit gutem Erfolg wendet man eiweißarme Diät an. Die

Kost besteht vorwiegend aus Obst und Obstsäften, Gemüse, Gemüsesäften, Kartoffeln, Pilzen, pflanzlichen Ölen und Honig. Zur Unterstützung der Heilwirkung trinke man abwechselnd Melissen- und Pfefferminztee. Möglichst wenig Salz. Aus der Kost auszuschließen sind hauptsächlich Käse, Hülsenfrüchte, Nüsse, Fleisch und Zisch, Eier und Kuchen. Während des Einfalls verdunkle man das Zimmer und halte Geräusche fern. Den Kopf lagere man tief, lege Wärmekruken[17] an die Füße und mache kalte Wadenbinden.

Mitesser siehe unter Hautunreinigkeiten 83.

121. Mundfäule. Die Mundfäule zeigt sich vor allen Dingen in Blutungen des Zahnfleisches, aber auch der übrigen Schleimhaut des Mundes. Man vertreibt das Leiden durch reichlichen Aufenthalt in frischer Luft und durch eine Diät, bei der Kohl, Rüben, Mohrrüben, Spinat, Sauerampfer, Tomaten, Zitronen und Äpfel an erster Stelle stehen. Keine Gemüsekonserven verwenden. Als Getränk sind Fruchtsäfte, Limonaden und Zitronensaft zu empfehlen. Das Gemüse esse man möglichst roh. Zum Gurgeln gebrauche man schwaches Zitronenwasser oder Tee von Schafgarbe oder Salbei oder Eichenrinde oder Heidelbeerabkochungen.

122. Mundgeruch. Übelriechender Atem. Die Ursache des üblen Mundgeruchs kann in einer Erkrankung der Zähne oder des Zahnfleisches, in Rachenkatarrhen, Magenleiden bestehen. Bei Magenstörungen kaue man öfter tagsüber Wacholderbeeren.

Man halte sich hauptsächlich an Gemüsekost mit Obst. Man gurgle fleißig mit Zitronenwasser oder auch mit Heidelbeerabkochung. Ein anderes Gurgelwasser ist z. B. schwaches Salzwasser oder schwacher Pfefferminz- oder Salbeitee. Die Zähne muss man stets gründlich putzen und man muss stets dafür sorgen, dass keine hohlen Zähne vorhanden sind. Das getrocknete feine Pulver von Salbei ist ein gutes Zahnputzmittel. Auch Schlämmkreide verwendet man oft, ebenso Zahnpasten.

123. Mundhöhlenreinigung bei Zahnfleischblutung. Zur Reinigung der Mundhöhle verwendet man 20 Tropfen Angelikageist auf ein Viertelliter Wasser. Man setzt sich den Geist selbst an, indem man zerschnittene Angelikawurzeln mit gutem Kornbranntwein übergießt und gut ausziehen lässt. Auch der Myrrhengeist (Tinktur) ist hier sehr gut. Kaue Orangen und Zitronenscheiben, gezuckerten Kalmus oder Ingwer.

124. Nachtschweiß. Abends trinke Salbeitee. Bei Nachtschweiß der Lungenkranken nehme man abends einen gestrichenen Kaffeelöffel Kochsalz in Wasser und trinke dies schluckweise. Im Übrigen muss durch den Arzt die Ursache des Nachtschweißes festgestellt werden. (Siehe auch bei den einzelnen Krankheiten.)

125. Nägel, eingewachsene. Um das Einwachsen der Zehennägel zu verhüten, trage man ein Schuhwerk, das stets vorne recht weit ist. Nie schneide man den Nagel zu kurz ab, sondern man schneide ihn in der Mitte hohl. Wichtig ist, dass man die Nägel auch vor Druck schützt. Ähnlich muss man auch die Fingernägel behandeln. Auch hier sorge man dafür, dass die Nägel zwar halbkreisförmig, aber nicht so beschnitten werden, dass an den Seiten der Nagelwall hervorquillt.

126. Nagelpflege. Die Nägel dienen zur Stütze für die Finger- und Zehenspitzen, daher ist ihre Pflege von großer Bedeutung, namentlich da die Nägel oft Ausgang bösartiger Entzündungen sein können. Daher vorbeugen! Die Nagelpflege sollte bereits bei den Kindern beginnen. Man dulde keine Trauerränder unter den Nägeln. Die Fußnägel besonders dürfen nie zu kurz geschnitten werden. Auch müssen die Nagelseiten immer etwas über dem Hautrand der Zehen stehen, sonst gibt es die sogenannten eingewachsenen Nägel.

Die am Rande der Nägel wachsende Haut ist regelmäßig durch einen Beinspachtel zurückzuschieben.

127. Nasenbluten. Sofort den Hals frei machen und nicht schnauben. Den Kopf nach rückwärts beugen. Man atme durch die Nase bei geschlossenem Mund recht kräftig ein, schließe dann mit den Fingern die Nase und atme durch den Mund aus; die durch die Nase eingeatmete Luft bringt das Blut zur Gerinnung. Sehr gut ist auch kaltes Wasser und gleich darauf das Einspritzen von Zitronensaft, oder das Verstopfen des blutenden Nasenloches mit einem in Essig getauchten Wattepfropfen. Gut sind auch ganz kalte Umschläge auf die Stirn.

128. Nasenspülung. Nasenspülungen sind bei Katarrhen und Schnupfen der Nase angebracht. Man verwendet dünnen warmen Tee von Kamille oder Fenchel, dem man zweckmäßig noch einen Teelöffel voll Glyzerin zusetzt. Man kann auch mit lauwarmem Salzwasser (ein gestrichener Esslöffel auf 1 Liter Wasser) die Spülung vornehmen.

129. Nase, Trockenheit. Man gebrauche die gepulverten Blätter des Majoran als Schnupftabak. Es hilft sofort. Ist auch gut für hysterische Frauen, die nicht niesen können.

Nasenschleimhaut-Entzündung siehe Schnupfen 147.

130. Nervenberuhigungstee. Fieberklee, Pfefferminztee, Baldrianwurzel, Fenchel gequetscht, zu gleichen Teilen gemischt. Dreimal täglich einen Esslöffel voll auf eine Tasse heißes Wasser aufgebrüht, kalt trinken.

Nervöse Kopfschmerzen siehe Kopfschmerzen nervöse 102.

131. Nierenentzündung. Das wichtigste Zeichen der Nierenentzündung ist das Auftreten von Eiweiß im Harn. Man rufe bei Verdacht auf Nierenerkrankung stets den Arzt. Die Ursache der Nierenentzündung kann eine verschiedene sein, z. B. Scharlach, Diphtherie, Mandelentzündung, Masern und Gelenkrheumatismus. Um eine Nierenentzündung nach diesen Krankheiten zu vermeiden, esse man nicht sofort Fleisch, vermeide auch Brühe, Wurst, Schinken und Eier. Das Kochsalz ist ganz auszuschalten. Dafür nehme man Milch, frische Gemüse, Spinat und Blumenkohl, Mohrrüben, Spargel, grüne Bohnen. Auch sollen Nierenkranke reichlich Birkenblättertee trinken. Die jungen Birkenblätter werden zu Beginn des Sommers gesammelt, getrocknet und in zerriebenem Zustande aufbewahrt. Täglich sind zwei große Tassen Tee zu nehmen. Auf jede Tasse kommt ein Kaffeelöffel des Blattpulvers.

Nierentee siehe Blasentee I. 20.

132. Ohnmacht. Bei Ohnmachten entferne man alle beengenden Kleidungsstücke, Halstücher usw. Man besprenge Stirn, Gesicht und Brust mit Wasser. Man wasche die Schläfen mit Essig und lasse den Ohnmächtigen Hoffmannstropfen[18] einatmen. Auch das Einatmen von starkem Essig ist sehr gut. Oft von guter Wirkung ist es auch, wenn man dem Kranken eine zerschnittene Zwiebel an die Nase hält. Den Kopf selbst lege man tief, öffne alle Fenster und lasse möglichst frische Luft herein. Auch ein Gläschen Weinbrand oder Wein, nötigenfalls auch ein Glas frisches Wasser beleben oft. Bei schwerer Ohnmacht hole man sofort den Arzt.

133. Ohrenreißen, rheumatisches. Am besten hilft bei rheumatischem Ohrenreißen das Umlegen eines wollenen Tuches oder auch ein Kopfdampfbad.

134. Ohrensausen. Wer an Ohrensausen leidet, hüte sich vor kalten Übergießungen des Kopfes und Kopfduschen. Dagegen sind Fußwechselbäder sehr zu empfehlen. Hierbei steckt man die Füße eine bis zwei Minuten in 30 bis 40 Grad Celsius heißes Wasser, dann 10 bis 20 Sekunden in kaltes Wasser, darauf wieder in das heiße Wasser usw. Die ganze Behandlung daure aber nicht länger als 10 Minuten. Diese

Wechselbäder beseitigen nicht selten Kreislaufstörungen, die häufig das Ohrensausen auslösen. Man nehme diese Bäder vor dem Schlafengehen. Im Bett werden dann feuchte Wadenumschläge gemacht, die bis zum nächsten Morgen bleiben.

135. Ohrenschmalz-Verhärtung. Schwerhörigkeit im zunehmenden Alter kann oft darauf beruhen, dass der Gehörgang mit Ohrenschmalz ausgefüllt ist. Man suche möglichst einen Arzt auf, denn nur dieser ist imstande, das verhärtete Ohrenschmalz zu beseitigen. Nie versuche man allein auf irgendeine Art das Ohrenschmalz zu entfernen, weil hierdurch oft Verletzungen des Trommelfells entstehen können.

Pickel siehe Haut, unreine 82.

136. Pilzvergiftung. Bei Pilzvergiftung sorge man sofort für schnelle Entleerung des Magens und des Darmes durch Abführmittel z. B. Rizinusöl, auch dann, wenn Durchfälle bestehen. Daneben gebe man starken Bohnenkaffee. Möglichst schnell einen Arzt holen.

137. Quarkpflaster. Das Quarkpflaster ist ein vorzügliches Hautmittel, das man sich bereitet, indem man Quark (Topfkäse) auf Leinwand streicht und frisch auflegt. Es findet große Verbreitung als Pflaster bei Bruststichen. Quark, mit gestoßenem Kümmelpulver bestreut, ist auch gut für einen schwachen Magen. Mit Rahm und Zucker kann man es auch als Ernährungsmittel für Kinder benutzen, die über zweieinhalb Jahre alt sind.

Rachitis siehe englische Krankheit 44.

Raue Hände siehe Hände, raue 77.

Rheumatisches Ohrenreißen siehe Ohrenreißen 133.

138. Rheumatismus (siehe auch Wacholderbeergeist 157). Gegen rheumatische Beschwerden ist vor allen Dingen die Wärmebehandlung gut. Die feuchtheiße Behandlung ist der trockenheißen meist vorzuziehen. Für die erstere benutzt man feuchtwarme Auflagen, über die man einen dünnen imprägnierten Stoff legt. Auch hilft ein Pechpflaster oft sehr gut. Gut sind auch Heubäder. Man gräbt sich zu diesem Zweck in einem luftigen Heuboden im Heu ein, so dass nur noch der Kopf herausschaut. Von guter Wirkung sind gleichfalls die Sonnenbäder. Befinden sich die Schmerzen nur in einem einzigen Körperteil, so wirkt auch oft Warmwasserbehandlung. Von günstiger Wirkung sind allgemeine warme Bäder. Auch die Umstellung in der Kost ist dabei oft notwendig. Man bevorzuge vegetarische Kost, z. B. Obst und Gemüse aller Art, Salat, Kartoffeln, Vollbrot und Milch.

Weiter bewährt hat sich das Einreiben des kranken Gliedes mit Chloroform-Spiritus[19], der in jeder Apotheke erhältlich ist.

139. Rheumatismus, chronischer. Bei chronischem Rheumatismus ist das Einhüllen des Teils, wohin sich der Fluss gezogen hat, in ein Katzenfell ein gutes Mittel. Auch Einreibungen mit Wacholderbeergeist (siehe bei 157) sind von guter Wirkung. Im Übrigen halte man sich möglichst warm und vermeide nasskalte Wohnungen. Gut sind auch Sonnen-, Sand-, Moor-, Licht-, Dampf- und Heißluftbäder. Sehr zu empfehlen ist Heißluftbehandlung (Föhn).

140. Rheumatismus-Tee. Fliedertee, Lindenblütentee, Stiefmütterchentee, Liebstöckelwurzel, Pfefferminztee, Guajakholz[20], Kamillenblüten zu gleichen Teilen gemischt, 1 Esslöffel voll auf 1 Tasse heißes Wasser brühen, 10 Minuten stehen lassen, dreimal täglich eine Tasse trinken und zwar lauwarm.

Sausen in den Ohren siehe Ohrensausen 134.

141. Schafgarbenbad. Das Schafgarbenbad ist ein von vielen geschätztes, sehr stärkendes Bad. Man koche einige Handvoll Schafgarben in einem Säckchen unter Wasser, drücke dann das Säckchen aus und setze die Brühe dem Badewasser zu.

142. Scharlach. Die Krankheit beginnt meist mit plötzlichem und hohem Fieber. Bald darauf ist der Körper vollständig rot. Die Mandeln sind gerötet, und es bestehen starke Halsschmerzen. Schon bei Verdacht auf Scharlach muss man einen kundigen Arzt hinzuziehen. Wichtig ist die Absonderung des Kranken. Das Krankenzimmer ist regelmäßig zu lüften, wobei aber darauf zu achten ist, dass der Kranke vor Erkältung bewahrt bleibt. Auf eine sorgfältige Mund- und Rachenpflege ist besonders zu achten. Als Getränk können Wasser, Fruchtsäfte, natürliche Limonade von Zitronen oder Apfelsinen von großem Nutzen sein. Als oberster Grundsatz gelte aber: niemand unternehme es, Scharlachkranke allein ohne ärztliche Hilfe zu behandeln.

143. Schlaflosigkeit. Die Schlaflosigkeit ist ein sehr weit verbreitetes und oft hartnäckiges Leiden. Man hüte sich vor dem zu häufigen Gebrauch chemischer Schlafmittel, sondern sehe darauf, möglichst auf natürlichem Wege zum Einschlafen zu kommen.

Vor allen Dingen darf man nicht zu spät essen, am besten zwei Stunden vor dem Zubettgehen. Die Nahrung sei leicht und nicht zu reichlich. Vor dem Schlafengehen ist auch aufregende Lektüre zu vermeiden. Selbstverständlich muss am Tage die Entleerung ausgiebig sein. Kurz vor dem Schlafengehen nehme man entkleidet ein 5 bis 10 Minuten dauerndes Luftbad im Zimmer.

Die Luft im Zimmer soll möglichst frisch sein, daher schlafe man bei offenem Fenster, damit stets die Luft im Schlafzimmer erneuert wird. Auch das kalte kurze Fußbad wirkt vor dem Zubettgehen oft gut. Zum Schlafgemach wähle man den ruhigsten Raum.

Auch darf das Bett nicht zu warm sein. Dadurch kommt es zu Überhitzung des Körpers.

Hauptsache ist, die Nerven zu stärken, da die Schlaflosigkeit in den meisten Fällen bei übernervösen Menschen vorkommt.

144. Schlaganfall. Bei einem Schlaganfall sind die Angehörigen leicht ratlos. Vor allen Dingen sei man nicht zu geschäftig, sondern lasse den Kranken ruhig liegen. Das Zimmer ist etwas zu verdunkeln. Auf die Stirn lege man einen feuchten kühlen Lappen. Künstliche Gebisse sind zu entfernen. Man flöße dem Kranken auch keine Flüssigkeit ein, da dadurch die Gefahr des Verschluckens entsteht. Die Füße selbst sind durch Wärmflaschen warmzuhalten. Möglichst schnell ist ein Arzt zu Rate zu ziehen.

Schlangenbiss siehe unter Kreuzotterbiss 108.

145. Schlucken, krampfhaftes Aufstoßen. In leichten Fällen genügt tiefes Atmen. Der Krampf hört auch oft auf, wenn man die Hände auf den Scheitel legt, oder die Rückenlage einnimmt, den Kopf weit zurückbeugt. Halte die Nase einige Minuten zu und das Atmen an, besonders, wenn das Schlucken beginnt.

Schmerzende Füße siehe unter Füße, schmerzende 61.

Schmerzende Glieder siehe Gliederschmerzen 73.

146. Schmerzstillung. Es gibt eine Reihe von Mitteln, die den Schmerz lindern und den Organismus in keiner Weise schädigen. Das sind warme oder kühle Aufschläge, warme Vollbäder, kalte Güsse, Massage, Dampf- oder feuchtwarme Packungen, und namentlich der Baldriantee.

147. Schnupfen, Katarrh. Der Schnupfen ist eine Entzündung der Nasenschleimhaut. Er entsteht sehr oft durch Erkältung. Aber der Schnupfen kann auch die Begleiterscheinung verschiedener Krankheiten sein, z. B. von Masern. Bei dem durch Erkältung entstandenen Schnupfen sind die Schleimhäute oft derart geschwollen, dass man keine Luft durch die Nase erhält. Man bringe einige Tropfen Salmiak vor die Nase, schließe die Augen fest und atme tief durch die

Nase. Das Wichtigste bei Beginn des Schnupfens ist ein tüchtiges Schwitzbad. Danach lege man sich 2 bis 3 Stunden ins Bett. Nun beginnt eine Trockenkost. Man darf ungefähr 3 Tage lang nichts trinken. Hierdurch werden die gereizten Schleimhäute geschont und es kommt bald zum Ausheilen des Schnupfens. Den Durst stille man am Tage durch einige Schlückchen Wasser und esse im allgemeinen reizlose Kost.

Gegen Schnupfen wendet man mit Erfolg auch Po-Ho[21] und das Olbasöl[22] an.

148. Die Schwangerschaft. Jede schwangere Frau halte sich vor Augen, dass die Schwangerschaft kein krankhafter, sondern ein natürlicher Zustand ist. Die Reinlichkeit ist oberste Pflicht. Die Geschlechtsteile wasche man täglich gut ab. Scheidenspülungen sind nur auf ärztliche Anordnung zulässig. Im Übrigen kann die schwangere Frau ihrer gewohnten Beschäftigung nachgehen. Jedoch ist schwere Arbeit möglichst zu meiden. Der Leib und die Brust dürfen nicht durch Kleidung beengt werden. Was die Ernährung betrifft, so sind Bier, Wein, Schnaps, starke Gewürze, z. B. Pfeffer und Senf, auch Salz in größerer Menge, zu vermeiden. Zu bevorzugen ist Gemüse und Obst, auch Milch. Sorge täglich für Stuhlgang. Aufregung und Kummer sind gleichfalls möglichst fernzuhalten. Auch soll sich jede Schwangere möglichst bald von einem Arzt oder einer Hebamme untersuchen lassen, um etwaige Lageveränderungen möglichst bald aufzudecken. Auch sonst ist jede wichtige Störung in der Schwangerschaft sofort dem Arzt mitzuteilen, wie z. B. Sehstörungen, unstillbares Erbrechen und Blutungen während der Schwangerschaft, auch wenn sie noch so gering sind.

Schweißfüße siehe unter Füße, übelriechende 62, Fußbad 58.

Schwerhörigkeit siehe Ohrenschmalz-Verhärtung 135.

149. Schwindel. Beherzige das bei Kopfschmerz, Ohnmacht und Abführmittel Gesagte. Man lege sich möglichst schnell nieder und schließe die Augen.

150. Seitenstechen. Das Brust- oder Seitenstechen kommt bei vielen Erkrankungen der Lunge und des Brustfells vor. Das Seitenstechen ist also immer ein Zeichen der Beteiligung des Brustfelles, z. B. bei einer Brustfellentzündung. Nie ist es ganz leicht zu nehmen, sondern man begebe sich möglichst in ärztliche Behandlung. Gegen das Seitenstechen ist eine recht dicke Kompresse gut. Diese stellt man sich dadurch her, dass man ein Tuch etwa achtfach zusammenlegt, es in Wasser taucht und auf die Seite legt, wo man die Stiche verspürt. Ein gutes Mittel ist auch das Quark- oder Topfenpflaster (siehe Nummer 137), das man auf die kranke Stelle legt. Auch kühle Brustwickel, die man sofort wechselt, wenn sie warm werden, sind beim Seitenstechen gut. Nach Lungen- und Brustfellentzündung spürt man, auch wenn die Entzündung bereits vorüber ist, oft bei anstrengender Beschäftigung Seitenstechen. Man verhalte sich hierbei dann möglichst ruhig. Es gibt auch ein rheumatisches Seitenstechen, das auf einen durch Erkältung bewirkten Fluss zurückzuführen ist. Hier hilft nur die Wärme. Man nehme dann ein heißes Bad von etwa einer Viertel- bis einer halben Stunde, auch das Auflegen eines Pechpflasters oder das Einreiben mit Franzbranntwein leistet in solchen Fällen oft gute Dienste.

Skrofeln siehe Drüsen 40.

151. Sodbrennen (Magensäure). Unter Sodbrennen versteht man ein salzartiges Brennen oder ein unangenehmes Gefühl in der Magengrube, das in die Speiseröhre hinauf steigt. Oft haben die Kranken das brennende Gefühl auch im Munde. Meist kommt es dann zu saurem Aufstoßen, das eine gewisse Erleichterung verschafft. Die Ursache des Sodbrennens ist eine vermehrte Absonderung von Salzsäure aus den Verdauungsdrüsen der Magenschleimhaut.

Man meide alles, was die Säureabsonderung des Magens stark anregt, also z. B. Pfeffer, Senf, Essig, Meerrettich, scharfe Gewürze, gesalzene Speisen und saure Salate, auch zu heiße oder zu kalte Speisen und Getränke, Fleischbrühe, Fleischextrakt, gesalzenes Fleisch und Wurst. Bohnenkaffee ist streng zu vermeiden. Zum Säuern nehme man Zitronensaft. Erlaubt sind: Speisen aus Vollmehl, Reis, Grieß, Graupen und Grütze, ferner Milch in jeder Form, auch der Genuss von Quark und Sauermilch ist gut. Bei Sodbrennen nehme man nach der Mahlzeit ein leicht bekömmliches warmes Getränk, wie z. B. leichten Kamillentee, Lindenblütentee. Auch eine Messerspitze doppeltkohlensaures Natron kann oft von guter Wirkung sein.

152. Sommersprossen. Bei Sommersprossen kann man folgendes versuchen: Man reibe das Gesicht vor dem Schlafen gehen mit geriebenem Meerrettich ein.

153. Sonnenbad. Das Sonnenbad ist ein wichtiges blutreinigendes Mittel. Man lege sich etwa an dem Ufer eines Weihers in die Sonne und lasse die Strahlen derselben gehörig auf den Körper einwirken. Natürlich darf man sich dabei nicht so legen, dass man durch den Luftzug abgekühlt wird. Kopf und Nacken sind stets gut vor den Sonnenstrahlen zu schützen. Gegen starke Blendung ist eine grüngelbe Brille zu tragen. Man dehne das Sonnenbad jedoch nicht zu lange aus. Daneben stehe eine Gießkanne mit in der Sonne durchwärmtem Wasser, womit man sich nach dem Sonnenbad abgießt. Dann trockne man sich gut ab und kleide sich an. Länger als eine Stunde am Tage sollte man das Sonnenbad nicht ausdehnen.

154. Sonnenbrand. Die Schmerzen des Sonnenbrandes lindert man, indem man vor dem Schlafengehen die be-

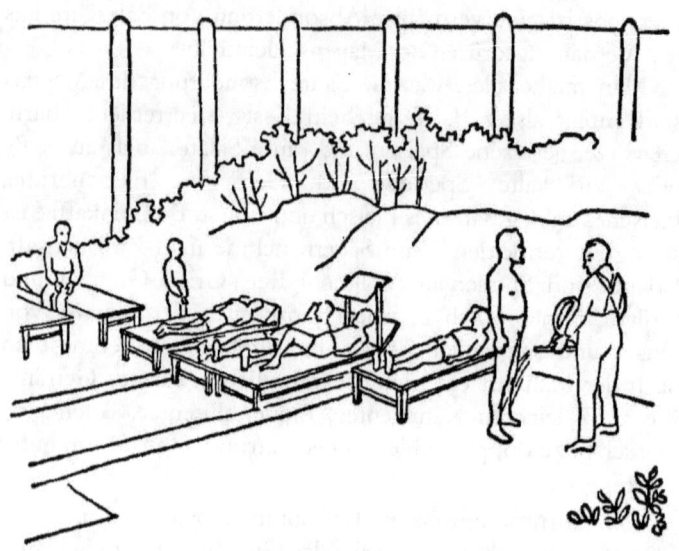
Sonnenbadanlage (zu Nummer 153)

troffenen Stellen mit süßer Milch betupft. Blonde und hellhäutige Menschen werden weit eher vom Sonnenbrand befallen als die dunkelhäutigen. Da das Leiden zu einer schweren fieberhaften Hautentzündung führen kann, so sollte man sich, noch bevor man sich der Sonne aussetzt, durch Einfetten mit Öl oder Vaseline oder anderen Salben dagegen schützen. Nur die leichten Fälle sind für die Selbstbehandlung mit Zinksalbe oder einfachem Talkumpulver geeignet. Die schlimmeren gehören unbedingt in die Hand des Arztes.

Sonnenstich siehe unter Hitzschlag 88.

Stärkung der Gesundheit siehe Gesundheitsstärkung 70.

Tollwut siehe Hundswut 91.

Trockenheit der Nase siehe Nase, Trockenheit 129.

155. Trunk, kalter. Hat man in erhitztem Zustand unvorsichtig einen kalten Trunk getan, so soll man sich sofort starke Bewegung machen, bis man in Schweiß kommt, das beugt mancher schweren Krankheit vor.

Übelriechender Atem siehe Mundgeruch 122.

Übelriechende Füße siehe unter Füße, übelriechende 62, Fußbad 58.

Überanstrengung siehe Füße, schmerzende 61.

Unreines Gesicht siehe Hautunreinigkeiten 83.

Unreine Haut siehe Haut, unreine 82, Hautunreinigkeiten 83.

Verbrennung siehe Brandwunden 31.

Verdauungsstörungen siehe Magentee 115.

Vergiftung durch Pilze siehe Pilzvergiftung 136.

156. Verrenkung. Bei Verrenkung handelt es sich um gewaltsame Auseinanderzerrung einzelner Gliedteile. Das Wichtigste bei Verrenkung ist die sofortige Einrenkung. Sie darf nur von einem fachkundigen Arzt vorgenommen werden, da unkundige Hände dabei oft großes Unglück hervorrufen können.

157. Wacholderbeergeist. Man fülle eine Flasche mit reifen Wacholderbeeren, gieße darauf guten Kornbranntwein und lasse das Ganze 8 bis 14 Tage lang stehen. Dann füllt man eine gleiche Flasche mit fein zerschnittenen rohen Zwiebeln, gießt den Wacholderbeergeist darauf und lässt die Mischung weitere 8 Tage stehen. Dann füllt man diesen Geist wieder auf eine andere Flasche und setzt ein Fünftel Kienöl bei. Man schüttle dann alles gut durcheinander, und reibe mit dieser Flüssigkeit die rheumatischen Teile ein. Darüber bindet man Watte oder ein wollenes Tuch. Sehr oft findet man durch dieses einfache Mittel Erleichterung bei rheumatischen Schmerzen.

158. Warzen an den Händen. Ein gutes Mittel ist das Betupfen mit Chromsäure[23]. Auch vertreibt man Warzen durch Auflegen von Hahnenfuß[24] (zerquetscht). Ein Zwiebelsaftverband, den man alle 3 bis 4 Stunden erneuert, vertreibt gleichfalls

Warzen. Wer gestielte oder weiche Warzen durch Abschnüren beseitigen will, benutze einen ausgekochten Seidenfaden. Durch das Abschnüren wird dem Warzengewebe die Blutzufuhr gesperrt. Ist die Warze abgefallen, dann wird der Grund, um eine Neubildung zu verhindern, mit Höllenstein[25] geätzt. Am besten ist die Entfernung mittels Elektrolyse durch den Arzt.

Wespenstiche siehe Bienenstiche 19.

159. Wöchnerin. Die Wöchnerin muss die größte Reinlichkeit beobachten. Die äußeren Geschlechtsteile müssen gut mit lauem Wasser abgewaschen werden. Ausspülungen dürfen nur auf ärztliche Verordnung hin ausgeführt werden. Vor die Geschlechtsteile legt man keimfreie Watte oder Gaze, doch erfüllen zur Not zuverlässig reine geplättete Wäschestücke denselben Zweck. Hände und Nägel der Wöchnerin sind möglichst häufig zu reinigen und kurz zu schneiden, da sonst bei Berührung die Gefahr besteht, dass Keime in die Brustdrüsen gelangen und daselbst Eiterungen hervorrufen. Die Kost sei milde und reizlos. Vor vierzehn Tagen darf die Wöchnerin das Bett nicht verlassen. Auch das Wohnzimmer muss gut gelüftet sein. Vor Erkältungen muss sie sich sehr in acht nehmen. Bei der geringsten Störung ist möglichst bald ein Arzt hinzuzuziehen.

160. Wunden. Zieht sich jemand z. B. bei einer Wanderung oder bei einem Unfall eine Wunde zu, so ist, wenn nicht sofort ein Arzt zur Stelle ist, strengste Reinlichkeit zu beachten. Derjenige, der die Wunde verbindet, muss sich erst gründlich in ausgekochtem Wasser die Hände (womöglich mit Seife) waschen. Dann spüle er die Wunde gut mit Arnikawasser aus und lege saubere Gaze, im Notfall ein sauber gewaschenes Handtuch oder eine Leinenbinde darum.

161. Wunden, Blutungen aus. Bei kleinen Blutungen tauche man ein Stück Watte in heißes Wasser und drücke sie fest auf die Wunde. Wegen der Reinlichkeit ist es am besten, wenn man die Watte in kochendes Arnikawasser taucht. Bei größeren Blutungen muss man jedoch stets ärztliche Hilfe in Anspruch nehmen.

162. Würmer. Hauptsächlich wird das Kindesalter von zwei Wurmarten befallen. Kinder, die an Würmern leiden, sind meist sehr blass. Sie klagen zeitweilig über Leibschmerzen. Besonders charakteristisch sind Schmerzen um die Nabelgegend herum. Wurmkranke Kinder leiden oft an schlechtem Appetit. Der Spulwurm bevorzugt hauptsächlich das mittlere Kindesalter. Er ist ungefähr 15 bis 25 Zentimeter lang und lebt gewöhnlich im Dünndarm. Die Madenwürmer dagegen unterscheiden sich sehr leicht von den großen Spulwürmern, da sie nur einige Millimeter lang sind. Sie treten in sehr großen Mengen auf und finden sich zu Tausenden im Darme vor, vor allen Dingen im Dick- und im Mastdarm. Namentlich in der Bettwärme kriechen sie aus dem After hervor und veranlassen starkes Jucken.

Es gibt viele Mittel, die bei Würmern angepriesen werden. Wichtig ist das Verhüten der Ansteckung. Man muss sich oft die Hände waschen und stets sehr sauber vorgehen. Gegen Wermut sind die Würmer äußerst empfindlich, weshalb das tägliche Trinken von Wermuttee und die Verabreichung von Wermutklistieren sehr empfehlenswert ist. Sehr gut zum Wurmabtreiben sind auch bittere Mandeln, Zitronenkerne, zweijährige Gurken- und Kürbiskerne, Kokosnüsse, frische Nüsse, Preiselbeeren, Brombeeren, Himbeeren und Feigen. Ein geschätztes Wurmmittel sind auch die rohen Mohrrüben. Als Volksmittel ist auch sehr bekannt das Knoblauchklistier.

Den After halte man stets sehr sauber. Die Kost sei: Milchspeisen, Obst, Gemüse und Beeren.

163. Wurmpulver. Man nehme 30 Gramm Wurmsamenpulver[26], 1 Gramm Baldrianpulver, 15 Gramm Sennesblätter und ein halbes Gramm Wermutpulver, lasse alles einmal mit einer Tasse Wasser aufkochen und gebe es als Klistier. Dieses tötet sehr oft die Würmer.

Zahnfleischblutung siehe unter Mundhöhlenreinigung 123.

164. Zahnpflege. Man unterscheidet beim Menschen das Milch- und das bleibende Gebiss. Der Zahnwechsel beginnt etwa mit dem siebten Lebensjahr. Wichtig ist eine gute Zahnpflege. In Bezug auf die Zahnpflege ist es daher nötig, den Mund häufig mit lauem Wasser auszuspülen, besonders nach jeder Mahlzeit und abends vor dem Schlafengehen. Wer dies nicht tut, läuft Gefahr, dass die Zähne sehr schnell verderben, weil die zurückgebliebenen Speisereste den Zahnschmelz zersetzen. Man hüte sich auch vor dem Genuss von zu warmen und zu kalten Speisen, weil hierdurch oft Sprünge im Zahnschmelz entstehen. Ein gutes Zahnpulver ist feingemahlene Schlämmkreide.

165. Zahnweh. H o h l e Z ä h n e : Man spüle den Mund mit lauem Wasser aus, dem man etwas Myrrhentinktur zusetzt. In die Zahnhöhle bringe man Watte mit etwas Nelkenöl.

Bei Entzündung der Zahnbeinhaut verspürt man einen heftigen Schmerz, wenn man nur ein wenig mit einem Schlüssel an den Zahn klopft. Pinsle das Zahnfleisch mit Jod-Tinktur.

Sind die Zähne schadhaft, so suche bald einen Zahnarzt auf, da schlechte Zähne beziehungsweise ein zahnloser Mund oft schwere Verdauungsstörungen zur Folge haben können.

Zittern der Hände siehe Händezittern 78.

Inhaltsübersicht

	Seite		Seite
Abführmittel	9	Blasentee II	19
Abreibung	10	Bleichsucht	19
Aderlaß	10	Blitzschlag	20
Aderverkalkungstee (Arterienverkalkungstee)	11	Blutandrang zum Kopf	20
		Blutbrechen	20
Aderverletzung (Gefäßverletzung)	11	Blutgeschwür (Furunkel)	21
		Blutharnen	21
Alpdrücken	12	Bluthusten	22
Ameisenbad	12	Blutreinigung Sonnenbad	22
Angina	12	Blutreinigungstee, abführender	22
Ansteckungsschutz	12		
Appetitverlust	13	Blutungen aus Wunden	23
Arterienverkalkungstee	13	Brand	23
Atem, kurzer (Asthma)	13	Brandwunden, Verbrennung	23
Atem, übelriechender	14	Bräune	23
Aufliegen	14	Bronchialkatarrh	23
Aufstoßen, krampfhaftes	14	Brüche	24
Auge-Gerstenkorn	15	Brüche von Knochen	24
Augenflimmern	14	Brustkrampf	24
Augenpflege	15	Brustsaft	25
Augenverstaubung	16	Bruststiche	25
Baderegeln im Freien	16	Brusttee und Lungentee	25
Beingeschwüre	18	Brustwarzen, wunde	25
Bettnässen	18	**D**armeinlauf	25
Bienen-, Wespen- und Insektenstiche	18	Darmkatarrh	25
		Diphtherie (Krupp, Bräune)	25
Biss bei Toll- oder Hundswut	19	Drüsen und Skrofeln	26
Blähung	19	Durchfall	26
Blasentee I (und Nierentee)	19	Eingewachsene Nägel	27

	Seite		Seite
Elektrischer Unfall	27	Gesicht, unreines	38
Englische Krankheit (Rachitis)	27	Gesundheitskaffee	38
Epilepsie oder Fallende Krankheit (Fallsucht)	28	Gichthände	38
		Glieder, erfrorene	38
Erbrechen	29	Glieder, gelähmte	54
Erfrieren	29	Gliederschmerzen	39
Erhitzung	29	Goldader	41
Erkältung	29	Grimmen	49
Erschöpfung	30	Grippe, Influenza	40
Erschrecken	30	Halsweh	41
Erschütterung	30	Hämorrhoiden (Goldader)	41
Erstickung	30	Hände, gichtische	38
Fallende Krankheit	30	Hände, raue	42
Fallsucht	30	Hände, Warzen	73
Fettleibigkeit, Fettmast, Fettsucht	31	Händezittern	42
		Harnverhaltung	42
Fettmast	31	Hausapotheke	42
Fettsucht	31	Haut, unreine	43
Fieber	31	Hautjucken	43
Fiebermittel	31	Haut, unreine (siehe auch Gesicht)	43
Freibad	16		
Frostbeulen, nicht aufgebrochene	32	Hautunreinigkeiten, Mitesser	43
		Hautunreinigkeiten, (Gesicht, unreines)	38
Furunkel	21		
Fußbad	32	Heiserkeit und Hüften	44
Füße, geschwollene	32	Heißluftbehandlung und Heißluftduschen	44
Füße, kalte	33		
Füße, schmerzende, infolge von Überanstrengung	34	Herzklopfen	44
		Hitze, innerliche	44
Füße, übelriechende (Schweißfuß) 34, s. auch Fußbad	32	Hitzschlag oder Sonnenstich	45
		Honig als lebensverlängerndes Heilmittel	45
Gallensteine	34		
Geburt	35	Hüftweh	47
Gefäßverletzung	11	Hühneraugen	45
Gelbsucht	36	Hundswut	46
Gerstenkorn im Auge	36	Husten 46, (auch Heiserkeit 44, Keuchhusten)	48
Geschwollene Füße	32		
Geschwollene Mandeln	60	Influenza	40
Geschwollenes Gesicht	37	Insektenstiche	47
Gesicht, geschwollenes	37	Ischias, Hüftweh	47

	Seite		Seite
Jucken der Haut	43	Magen, schwacher	
Kaffee, Gesundheits	38	(Quarkpflaster)	59
Kalte Füße	33	Magentee	60
Kälte-Schutzmittel	48	Magerkeit	60
Kalter Trunk	72	Mandelentzündung (Angina)	60
Katarrh (Bronchialkatarrh) 23, (Schnupfen)	68	Mandeln, geschwollene	60
		Mattigkeit	60
Keuchhusten	48	Migräne 60, (siehe auch Kopfschmerz)	60
Klistierbereitung (Darmeinlauf)	48		
Knoblauchklistier	48	Mitesser	43
Knochenbruch	49	Mundfäule	61
Kochsalz als Heilmittel	49	Mundgeruch. Übelriechender Atem	61
Kolik, Grimmen, Blähung	49		
Kopfläuse	54	Mundhöhlenreinigung bei Zahnfleischblutung	62
Kopfreißen	50		
Kopfschmerz 50, (siehe auch Migräne)	60	**N**achtschweiß	62
		Nägel, eingewachsene	62
Kopfschmerzen, nervöse	51	Nagelpflege	62
Kraftsuppe	51	Nase, Trockenheit	63
Krampfadern und Beingeschwüre	51	Nasenbluten	63
Krampfadern, geplatzte	52	Nasenschleimhaut-Entzündung (Schnupfen)	68
Krampfhaftes Aufstoßen	68		
Krankenkost (Kraftsuppe) 51, (Lungenkrankheit) 56, Lungenschwindsucht)	57	Nasenspülung	63
		Nervenberuhigungstee	63
		Nervöse Kopfschmerzen	51
Krankenzimmer	52	Nierenentzündung	63
Krätze	53	Nierentee	19
Kreuzotterbiss, Schlangenbiss	53	**O**hnmacht	64
Krupp	25	Ohrenreißen, rheumatisches	64
Lähmung	54	Ohrensausen	64
Läuse	54	Ohrenschmalz-Verhärtung	65
Lebensverlängerung	54	**P**ickel (Haut, unreine)	43
Leibschmerzen	54	Pilzvergiftung	65
Lungenentzündung	55	**Q**uarkpflaster	65
Lungenkrankheit	56	**R**achitis	27
Lungenschwindsucht	57	Raue Hände	42
Lungentee	59	Rheumatisches Ohrenreißen	64
Magenkrampf	59	Rheumatismus 65, auch bei Wacholderbeergeist	73
Magennerven (Magentee)	60		
Magensäure	70	Rheumatismus, chronischer	66

	Seite		Seite
Rheumatismus-Tee	66	Trockenheit der Nase	63
Sausen in den Ohren	64	Trunk, kalter	72
Schafgarbenbad	66	Übelriechender Atem	61
Scharlach	67	Übelriechende Füße 34, (Fußbad) 32	
Schlaflosigkeit	67	Überanstrengung (Füße, schmerzende)	34
Schlaganfall	68	Unreines Gesicht	43
Schlucken, krampfhaftes Aufstoßen	68	Unreine Haut	43
Schmerzende Füße	34	Verbrennung	23
Schmerzende Glieder	39	Verdauungsstörungen (Magentee)	60
Schmerzstillung	68	Vergiftung durch Pilze	65
Schnupfen, Katarrh	68	Verrenkung	73
Schwangerschaft	69	Wacholderbeergeist	73
Schweißfuß (Füße, übelriechende) 34, (Fußbad) …32		Warzen an den Händen	73
Schwindel	70	Wespenstiche	18
Seitenstechen	70	Wöchnerin	74
Skrofeln	26	Wunden	74
Sodbrennen (Magensäure)	70	Wunden, Blutungen aus	74
Sommersprossen	71	Würmer	75
Sonnenbad	71	Wurmpulver	76
Sonnenbrand	71	Zahnfleischblutung	62
Sonnenstich	45	Zahnpflege	76
Stärkung der Gesundheit	38	Zahnweh	76
Tollwut	46	Zittern der Hände	42

Anhang

Empfehlungen zum Hinzuziehen eines Arztes in der Ausgabe von 1900

Aderlassen. Man ziehe also stets einen sachverständigen **Arzt** zu Rate, bevor man zur Ader lässt.
Bräune der Kinder (Krupp). Man ziehe aber auch rechtzeitig einen erfahrenen **Arzt** zu Rate, der aber das Kind durch zu starkes Brechmittel nicht erschöpfen darf.
Brüche ausgetretene. Wenn sich bei Erwachsenen Brüche einklemmen, dass sie nicht mehr zurückgebracht werden können, so lege man sogleich Dampfkompressen auf und schicke zum **Arzt**.
Kolik, Grimmen, Blähung. Bei entzündlichen Zuständen muss man einen **Arzt** zuziehen.
Vergiftung. Bei Pilzvergiftung lasse gleich recht viel kaltes Wasser trinken, in dem Kochsalz aufgelöst ist, besser wäre Gerbsäure in Wasser gelöst und getrunken, wenn man es gleich haben kann. Schicke sofort um den **Arzt**.

Empfehlungen zum Hinzuziehen eines Arztes in der Ausgabe von 1930

3. Aderlass. Stets muss ein fachkundiger **Arzt** entscheiden, wenn jemand zur Ader gelassen werden muss, denn nur er allein kann genaue Bestimmungen für den Aderlass treffen.
5. Aderverletzung (Gefäßverletzung). Dann hole man stets den **Arzt**….. Dann schicke man sofort zum **Arzt**.
13. Augenflimmern. Im Übrigen ist bei jedem Augenleiden ein **Arzt** zu befragen.

14. Augenpflege. Bei jedem ernstlichen Augenleiden ist stets ein **Arzt** hinzuzuziehen, denn mit dem Auge ist nicht zu spaßen.

15. Augenverstaubung. wie z. B. Eisensplittern, scharfkantigen Steinchen, muss man sofort den **Arzt** holen,

19. Bienen-, Wespen- und Insektenstiche. Lässt der Bienenstichschmerz nicht bald nach oder bildet sich in Kürze eine große Geschwulst, so ist sofort der **Arzt** herbeizurufen, namentlich, wenn es sich um Wespenstiche im Gesicht handelt.

23. Blitzschlag. ...und hole sofort den **Arzt**. Daneben nehme man künstliche Atmung vor.

25. Blutbrechen. In jedem Falle ist der **Arzt** zu befragen.

26. Blutgeschwür (Furunkel). Namentlich der Sitz an der Oberlippe kann gefährlich sein; in diesem Fall möglichst bald den **Arzt** holen.

27. Blutharnen. Sondern man muss immer und in jedem Falle einen **Arzt** zu Rate ziehen. Denn er nur allein kann feststellen, woher die Blutung stammt.

28. Bluthusten. Bei jedem Bluthusten ist der **Arzt** herbeizuziehen.

30. Brand. Es ist in jedem Falle von Brand stets ein **Arzt** hinzuziehen, da nur er in der Lage ist, den Fall genau zu beurteilen.

32. Bronchialkatarrh. Bei alten Leuten sowie bei Kindern kann der Verlauf ein sehr gefährlicher werden. Daher gehören diese Fälle unbedingt in die Hand des **Arztes**.

33. Brüche. Oft kommt es jedoch vor, dass die Brüche sich einklemmen und dann nicht mehr zurückgebracht werden können. Tritt ein solcher Fall ein, so lege man sogleich Dampfkompressen auf und schicke zum **Arzt** und zwar so schnell als möglich.

37. Brustwarzen, wunde. Heilt die wunde Stelle nicht bald ab oder zeigen sich Verschlimmerungen, so befrage man unverzüglich den **Arzt**.

39. Diphtherie (Krupp, Bräune). In jedem Fall ist schon bei Diphtherieverdacht der **Arzt** herbeizurufen. Man ziehe aber auch schon bei einem Verdacht auf Krupp rechtzeitig einen erfahrenen **Arzt** zu Rate.

40. Drüsen und Skrofeln. Im Übrigen wende man sich an den **Arzt**.

41. Durchfall. Lässt der Durchfall aber nicht bald nach, so muss ein **Arzt** zu Rate gezogen werden, besonders wenn noch Fieber und Benommenheit vorhanden sind.

47. Erfrieren. Es ist sofort ein **Arzt** hinzuzuziehen.

54. Fettleibigkeit, Fettmast, Fettsucht. Entfettungskuren soll man am besten unter der Aufsicht eines **Arzt**es ausführen.

55. Fieber. Bei Fieber hole man den **Arzt** möglichst bald, um die Ursache festzustellen.

59. Füße, geschwollene. In allen Fällen von geschwollenen Beinen ist es gut, dass man den **Arzt** befragt.

64. Geburt. Bei jeder Geburt ist zumindest eine Hebamme hinzuzuziehen. Diese ist gesetzlich verpflichtet, Störungen während der Geburt sofort dem **Arzt** zu melden. Jeder Frau ist anzuraten, dass sie schon möglichst frühzeitig vor ihrer Niederkunft eine Hebamme aufsucht beziehungsweise den **Arzt** befragt.

65. Gelbsucht. Im Übrigen ziehe man bald einen **Arzt** zu Hilfe, da die Gelbsucht oft ein Zeichen einer schweren Lebererkrankung sein kann.

66. Gerstenkorn im Auge. Gelingt es nicht, auf diese Weise das Geschwür zum Heilen zu bringen, dann muss der **Arzt** wie beim Furunkel durch einen leichten Schnitt nachhelfen, damit der Eiter nicht nach innen dringt, sondern nach außen umfließt.

79. Harnverhaltung. Es ist in jedem Falle ein **Arzt** zu rufen, da sonst bald eine Harnvergiftung des Körpers eintritt.

86. Herzklopfen. Im Übrigen versäume man nicht, bei Herzklopfen möglichst bald einen **Arzt** zu befragen, da das Herzklopfen oft das Anzeichen für eine schwere Erkrankung des Herzens sein kann.

91. Hundswut. Wird jemand von einem tollgewordenen Tier (Hund oder Katze) gebissen, so muss er sofort den nächsten **Arzt** hinzuziehen.

97. Knochenbruch. Bei Knochenbrüchen muss man vor allen Dingen die verletzten Teile ruhig lagern und möglichst bald den **Arzt** holen.

99. Kolik, Grimmen, Blähung. Lässt der Bauchschmerz nicht bald nach und besteht Fieber, so ist dies ein Zustand, der auf eine Entzündung hindeutet, und man ziehe möglichst schnell einen **Arzt** zu Rate.

105. Krampfadern, geplatzte. Ist der **Arzt** nicht bald zur Stelle — denn bei derartigen Blutungen muss man möglichst sofort den **Arzt** holen —, und geht die Blutung weiter, so umschnürt man das Bein zwischen der Wunde und den Zehen.

109. Lähmung. Man ziehe so rasch als möglich einen **Arzt** zu Rate.

111. Lungenentzündung. Man befrage deshalb möglichst bald einen **Arzt**.

117. Mandelentzündung (Angina). In schweren Fällen befrage man den **Arzt**, vor allen Dingen, wenn man Verdacht auf Diphtherie schöpft.

124. Nachtschweiß. Im Übrigen muss durch den **Arzt** die Ursache des Nachtschweißes festgestellt werden.

131. Nierenentzündung. Man rufe bei Verdacht auf Nierenerkrankung stets den **Arzt**.

132. Ohnmacht. Bei schwerer Ohnmacht hole man sofort den **Arzt**.

135. Ohrenschmalz-Verhärtung. Man suche möglichst einen **Arzt** auf, denn nur dieser ist imstande, das verhärtete Ohrenschmalz zu beseitigen.

136. Pilzvergiftung. Möglichst schnell einen **Arzt** holen.

142. Scharlach. Schon bei Verdacht auf Scharlach muss man einen kundigen **Arzt** hinzuziehen.

144. Schlaganfall. Möglichst schnell ist ein **Arzt** zu Rate zu ziehen.

148. Die Schwangerschaft. Auch soll sich jede Schwangere möglichst bald von einem **Arzt** oder einer Hebamme untersuchen lassen, um etwaige Lageveränderungen möglichst bald aufzudecken. Auch sonst ist jede wichtige Störung in der Schwangerschaft sofort dem **Arzt** mitzuteilen, wie z. B. Sehstörungen, unstillbares Erbrechen und Blutungen während der Schwangerschaft, auch wenn sie noch so gering sind.

154. Sonnenbrand. Die schlimmeren gehören unbedingt in die Hand des **Arzt**es.

156. Verrenkung. Sie darf nur von einem fachkundigen **Arzt** vorgenommen werden, da unkundige Hände dabei oft großes Unglück hervorrufen können.

158. Warzen an den Händen. Am besten ist die Entfernung mittels Elektrolyse durch den **Arzt**

159. Wöchnerin. Bei der geringsten Störung ist möglichst bald ein **Arzt** hinzuzuziehen.

160. Wunden. Zieht sich jemand z. B. bei einer Wanderung oder bei einem Unfall eine Wunde zu, so ist, wenn nicht sofort ein **Arzt** zur Stelle ist, strengste Reinlichkeit zu beachten.

165. Zahnweh. Sind die Zähne schadhaft, so suche bald einen Zahn**arzt** auf, da schlechte Zähne beziehungsweise ein zahnloser Mund oft schwere Verdauungsstörungen zur Folge haben können.

ERGÄNZUNGEN

Ich habe hier einige Ergänzungen und Erklärungen eingefügt. Die Umrechnungen von Grad **Réaumur** zu Grad Celsius. Einige Erklärungen zu „alten" Begriffen und einige Punkte, von denen ich angenommen habe, dass es sich um Rechtschreib- oder Formatierungsfehler handelte.

---

[1] Eugen Roth (* 24. Januar 1895 in München; † 28. April 1976 ebenda) war ein deutscher Lyriker und populärer Dichter meist humoristischer Verse. Mit seinen heiter-nachdenklichen „Ein Mensch"-Gedichten und Erzählungen gehört er zu den meistgelesenen Lyrikern im deutschsprachigen Raum. [de.wikipedia.org/wiki/Eugen_Roth_(Dichter)]

[2] Bezugspunkte der Réaumur-Skala sind der Schmelzpunkt von Eis (0 °Ré) und der Siedepunkt von Wasser (80 °Ré) bei Normaldruck (1013,25 hPa). 16° R. = 20 °C.
[https://de.wikipedia.org/wiki/R%C3%A9aumur-Skala]

[3] Der Faulbaum (*Rhamnus frangula*), genauer Echter Faulbaum oder Schießbeere und Pulverholz genannt, ist eine Pflanzenart innerhalb der Familie der Kreuzdorngewächse (*Rhamnaceae*). Sie ist von Europa bis Westsibirien und in Marokko weitverbreitet. Der Name Faulbaum geht auf den leichten Fäulnisgeruch der Rinde zurück. Die Rinde wird medizinisch als Abführmittel verwendet.
[https://de.wikipedia.org/wiki/Faulbaum]

[4] Die Alexandrinische Senna (*Senna alexandrina*) ist eine Pflanzenart aus der Gattung Senna in der Unterfamilie der Johannisbrotgewächse. Die Droge Sennes- oder Sennablätter (*Sennae folium*) war als mildes Abführmittel im 19. Jahrhundert allgemein bekannt.
[https://de.wikipedia.org/wiki/Alexandrinische_Senna]

[5] Guttapercha oder Gutta ist ein gummiartiger, kautschukähnlicher Stoff aus dem eingetrockneten, koagulierten Milchsaft von verschiedenen Sapotengewächsen (*Sapotaceae*), ursprünglich stammte sie hauptsächlich vom Guttaperchabaum (*Palaquium gutta*).
[https://de.wikipedia.org/wiki/Guttapercha]

[6] Benediktenkraut (*Centaurea benedicta*, in älterer Literatur meist *Cnicus benedictus*) ist eine Pflanzenart aus der Gattung Flockenblumen (*Centaurea*). Sie wird als Heilpflanze verwendet.

[https://de.wikipedia.org/wiki/Benediktenkraut]
[7] Gemeine Stechapfel bzw. Weiße Stechapfel (*Datura stramonium*) ist in Mitteleuropa der häufigste Vertreter der Gattung der Stechäpfel.
[https://de.wikipedia.org/wiki/Gemeiner_Stechapfel]
[8] Die Waldreben (*Clematis*), auch Klematis genannt, sind eine Pflanzengattung innerhalb der Familie der Hahnenfußgewächse (*Ranunculaceae*). Die etwa 300 Arten sind überwiegend in den gemäßigten Gebieten Eurasiens und der Neuen Welt verbreitet. Viele Sorten werden als Zierpflanzen in Parks und Gärten verwendet.
[https://de.wikipedia.org/wiki/Waldreben]
[9] Die Dornige Hauhechel (*Ononis spinosa*), auch Weiberkrieg oder Eindorn genannt. Als Arzneidroge wird die ganze oder geschnittene, getrocknete Wurzel verwendet. Ihr wird eine schwache harntreibende Wirkung zugeschrieben.....Dennoch wird die Droge als mildes wassertreibendes Mittel zur Durchspülungstherapie bei Infektionen der ableitenden Harnwege, bei Nierengrieß und zur Vorbeugung gegen Nierensteine verwendet. Bei Wasseransammlungen infolge eingeschränkter Herz- oder Nierentätigkeit ist die Anwendung kontraindiziert.
[https://de.wikipedia.org/wiki/Dornige_Hauhechel]
10 Der (Gemeine) Knorpeltang (*Chondrus crispus*), auch als Knorpelmoos, Irisch Moos bzw. Irländisches Moos, (irländisches) Perlmoos oder Carrag(h)een-Alge oder -Moos benannt, ist eine Rotalge der nordatlantischen Küsten, die auch in der Nordsee und Ostsee vorkommt. Sie wird zur Gewinnung von Carrageen kultiviert.
[https://de.wikipedia.org/wiki/Knorpeltang]
[11] Die Kathreiner AG, früher Franz Kathreiners Nachfolger AG (FKN), mit der Tochtergesellschaft Kathreiner's Malzkaffee-Fabriken GmbH war eine deutsche Unternehmensgruppe im Lebensmittelgroßhandel. Bekanntestes Produkt war der Malzkaffee. 1997/1998 meldete das Unternehmen Insolvenz an.
[https://de.wikipedia.org/wiki/Kathreiner]
[12] Vollbrot ist vermutlich Vollkornbrot. „Seit den 1970er Jahren hat sich der Begriff beim Verbraucher geändert. Bis dahin galt als Vollkornbrot nur Brot aus Schrot und Körnern, während heute auch Produkte aus ausgemahlenem Vollgetreide Vollkornbrot genannt werden dürfen." [https://de.wikipedia.org/wiki/Vollkornbrot]
[13] zerwiege = zerkleinere
[https://de.wikipedia.org/wiki/Wiegen_(Kochen)]
[14] Sabadill (*Schoenocaulon officinale*, Syn.: *Sabadilla officinarum*, *Veratrum*

officinale, Asagraea officinale, Helonias officinale, Asagra caracasana), auch Sabadill-Läusekraut; Läusesabadill oder Mexikanisches Läusekraut genannt, ist eine Pflanzenart innerhalb der Familie der Germergewächse (*Melanthiaceae*).
[https://de.wikipedia.org/wiki/Sabadill]

[15] Edelkastanie (*Castanea sativa*), auch Esskastanie genannt, ist der einzige europäische Vertreter der Gattung Kastanien (*Castanea*) aus der Familie der Buchengewächse (*Fagaceae*). Die Edelkastanie ist ein sommergrüner Baum und bildet stärkereiche Nussfrüchte. In Süd- und Westeuropa wird sie wegen dieser essbaren Früchte und als Holzlieferant angebaut. Im 20. Jahrhundert gingen die Bestände durch den Befall mit dem Kastanienrindenkrebs stark zurück, erholten sich jedoch Ende des 20. Jahrhunderts wieder. Die Esskastanie wurde zum Baum des Jahres 2018 gewählt.
[https://de.wikipedia.org/wiki/Edelkastanie]

[16] Der Hohlzahn (*Galeopsis*) ist eine Pflanzengattung in der Familie der Lippenblütengewächse (*Lamiaceae*).
[https://de.wikipedia.org/wiki/Hohlzahn]

[17] Die Kruke (eigentlich niederdeutsch für Krug) ist ein Vorrats- bzw. Abgabegefäß des Apothekers, welches hauptsächlich für halbfeste Zubereitungen wie Salben, Pasten und Cremes, aber auch für feste Stoffe verwendet wird (nicht für Flüssigkeiten). Gleichwohl wird auch ein Vorläufer der Wärmflasche als Kruke bezeichnet. Dies war meist ein ovales Kupferbehältnis mit einem Schraubverschluß, in das etwa 2 Liter heißes Wasser gefüllt wurde. Über das Kupfer wurde dann die Wärme abgegeben. [sic]
[https://de.wikipedia.org/wiki/Kruke]

[18] Unter Hoffmannstropfen (1870: Hoffmannsgeist, benannt nach ihrem Erfinder Friedrich Hoffmann, 1660–1742) oder Ätherweingeist wird ein zur medizinischen Verwendung bestimmtes Gemisch aus drei Teilen Ethanol oder Weingeist und einem Teil Diethylether verstanden.
[https://de.wikipedia.org/wiki/Hoffmannstropfen]

[19] Vermutlich ist das damit gemeint: 20 % Chloroformii (Chloroform) & 80 % Spiritus camphorati ➔ Spiritus Chloroformii. Rezepttaschenbuch (nebst Anhang), Springer-Verlag, 14.03.2013
Spiritus camphoratus Handelsname: Kampferspiritus. Traditionelle Lösung zur Einreibung bei rheumatischen Beschwerden. Spiritus camphoratus ist aus 1 Teil Campher, 7 Teilen 90%igem Ethanol und 2 Teilen Wasser zusammengesetzt. Die Lösung wurde früher als

Analeptikum und Kardiotonikum sowie als Antiseptikum in Gurgelwasser verwendet.
[https://www.pschyrembel.de/Spiritus%20camphoratus/K0LBK]

[20] Guajak (*Guaiacum*) bezeichnet eine Gattung der Familie der Jochblattgewächse (*Zygophyllaceae*). Sie enthält sechs bis acht Baum-Arten aus dem tropischen und subtropischen Amerika. Einige liefern das Guajakharz, auch das sehr schwere Guajakholz wird genutzt.
[https://de.wikipedia.org/wiki/Guajak]

[21] Po-Ho (Chinaöl, China-Kopfwehöl, Po-Ho-Öl, Kopfschmerzöl.) Als Kopfwehöl wird in der Regel ein Arzneimittel zur äußerlichen Anwendung bezeichnet, das Pfefferminzöl enthält. Dazu gehören in erster Linie das gewöhnliche Pfefferminzöl (Menthae piperitae aetheroleum) und das japanische Pfefferminzöl (Menthae arvensis aetheroleum).[https://www.pharmawiki.ch/wiki/index.php?wiki=Kopfweh%C3%B6l]
[https://www.pharmawiki.ch/wiki/index.php?wiki=Kopfweh%C3%B6l]

[22] Olbas-Öl ist ein Heilmittel schweizerischen Ursprungs gegen Stauungen in Brust und Nase, gegen etwas Heuschnupfen (in bestimmten Fällen) und auch gegen Muskelschmerzen durch Massage. Es wird aus einer Mischung verschiedener ätherischer Öle hergestellt und ist seit vor 1916 auf dem Markt. Der Name ist eine Kontraktion (Schmelzwort) von Oleum Basileum, "Öl aus Basel".
[https://en.wikipedia.org/wiki/Olbas_Oil]

[23] Chromsäure mit der Struktur H_2CrO_4 existiert nur in verdünnten wässrigen Lösungen. Reine, wasserfreie Chromsäure ist unbekannt. Sie ist eine starke zweiprotonige Säure und bildet als Salze die Chromate. Hydrogenchromate sind hingegen instabil und nur in wässriger Lösung bekannt. Wird Chromsäure als Feststoff angeboten, handelt es sich stets um das Anhydrid der Chromsäure, das Chromtrioxid. Ebenso wie das Anhydrid ist die Chromsäure ätzend und giftig. Chromsäure ist äußerst giftig (die letale Dosis entspricht 1 bis 2 g) und auch seit langem als krebserregend bekannt. Bei Hautkontakt erzeugen sie Irritationen an Augen, Haut und Schleimhäuten. Chronischer Kontakt mit Chromsäure kann bei unterlassener Behandlung zu bleibenden Schäden führen. Chromsäure kann zu einem toxischen Lungenödem und trotz späterer Behandlung zum Tod führen. Nach einer vorübergehenden Freiheit von Beschwerden (bis zu 48 Stunden) kann das Vollbild mit Hämoptoe, Zyanose, Aspiration oder Herzstillstand auftreten.
[https://de.wikipedia.org/wiki/Chroms%C3%A4ure]

[24] Die artenreiche Pflanzengattung Hahnenfuß, auch Ranunkel (lat. *Ranunculus*), gehört zur Familie der Hahnenfußgewächse (*Ranunculaceae*). Sie kommt fast weltweit vor.
[https://de.wikipedia.org/wiki/Hahnenfu%C3%9F]

[25] Silbernitrat (trivial: Höllenstein, lateinisch: *Lapis infernalis*, höllischer Stein) ist ein Salz der Salpetersäure.
[https://de.wikipedia.org/wiki/Silbernitrat]

[26] Der Wurmsamen (*Artemisia cina*), auch Zitwerbeifuß, Zitwerblüte, Zitwersamen oder Wurmsaat genannt, ist eine Pflanzenart aus der Gattung Artemisia innerhalb der Familie der Korbblütler (*Asteraceae*). Sie stammt aus den Gebieten der ehemaligen Sowjetunion und wird als Arznei- und Zierpflanzen verwendet.
[https://de.wikipedia.org/wiki/Wurmsamen]

www.ingramcontent.com/pod-product-compliance
Lightning Source LLC
Chambersburg PA
CBHW050245220526
45465CB00002B/563